Gewidmet meiner Frau Helga,
in Liebe und Dankbarkeit,
für ihre Unterstützung
und unermüdliche Geduld.

Dr. med. Bodo Köhler

Krebs – eine heilbare Erkrankung

2. Auflage 2021 - 2

© 2021, Bodo Köhler

Herstellung und Verlag:
BoD-Books on Demand, Norderstedt

ISBN 9783753421292

Vorwort

Um das Thema KREBS ranken sich seit Jahrhunderten Mythen. Viele Bücher und noch mehr Studien wurden veröffentlicht. Einige sogar mit Heilversprechen. Trotz aller Bemühungen gehört diese Erkrankung immer noch zum täglichen Leben, und das mit zunehmender Tendenz. Es fällt allerdings auf, dass nach wie vor zwei Drittel aller Todesfälle auf Herz-Kreislauf-Erkrankungen zurückzuführen sind und Krebs nur den verbleibenden Anteil von etwa 30% ausmacht. Die Diagnose „Krebs" erzeugt jedoch sofort Schrecken und wird mit Leiden assoziiert. Schlaganfall oder Herzinfarkt treten hingegen in den Hintergrund.

Woher kommt diese Polarisierung? Meinungsbildung ist Aufgabe der Medien. Nur schlechte Nachrichten lassen sich gut vermarkten. Aber es gibt auch starke wirtschaftliche Interessen. An Medikamenten für Herzinfarktfolgen lässt sich bei Weitem nicht so viel verdienen wie an Krebs und der Angst. Chemotherapie beispielsweise gehört heute zum Standard, obwohl nur ein geringer Prozentsatz der Erkrankten einen Nutzen davon hat. Die neueren Krebsmittel generieren noch mehr Geld, bei zweifelhaftem Benefit. Können wir deshalb erwarten, dass der Krebsforschung eines Tages der Durchbruch gelingt und diese Krankheit besiegt ist?

Wenn wirklich Interesse an einer echten Krebsheilung bestünde, müsste zuerst eine systematische Aufarbeitung sämtlicher Forschungsergebnisse der letzten 150 Jahre erfolgen. Der Unterschied zu heutiger wissenschaftlicher Tätigkeit ist eklatant. Auf Grund fehlender High-Tech-Apparaturen wurde damals extrem akribisch und genau gearbeitet. Schummelei, wie sie heute leider immer wieder vorkommt, wäre sofort aufgefallen.

Es gab in der Vergangenheit hervorragende Persönlichkeiten, die ihr Wissen veröffentlicht haben, heute zu Unrecht jedoch längst vergessen sind. Zum Glück existieren noch einige Niederschriften ihrer Arbeiten.

Darauf werde ich in den einzelnen Kapiteln zurückkommen. Dieses Buch kann deshalb auch als Ehrung posthum dieser Pioniere verstanden werden. Denn sie haben schon viel früher die Grundlagen für ein ganzheitliches Verständnis dieser Krankheit gelegt.

Es wird aber auch aufgezeigt, dass Krebs nur die Steigerung einer Entwicklung ist, die wir „Anhäufung von Informationsmüll" nennen könnten, wobei es sich auch um echte materielle Ablagerungen handelt. Das ist aber nur das äußerliche Zeichen einer unzureichenden Entgiftungstätigkeit, und zwar auf allen Ebenen. Dafür braucht es die ununterbrochene Bereitstellung von EIAKs (Energie-Informations-Austausch-Komplexe), eine Kombination aus Elektronen und Sonnenphotonen (Bioplasma). Das hat viel mit gesunder (Schadstoff-freier!) Ernährung und Naturverbundenheit zu tun.

Die Ignoranz von Ritualen wie Fastenzeit, die Verlockungen industriell gefertigter Nahrung und die Bewegungsarmut vieler Menschen, hinterlässt tiefe Spuren und verschärft das Problem. Aber Krankheit bis hin zum Krebs ist auch ein Spiegelbild der Umgebungseinflüsse – innen wie außen. Massive Vorschädigungen erfahren wir sehr subtil durch die weltumspannende Mikrowellen-Technologie, die als Kampfwaffe entwickelt wurde und heute vorwiegend der Überwachung dient. Die damit mögliche Kommunikation ist nur ein Abfallprodukt.
Da unser Organismus selbst in diesem Frequenzbereich kommuniziert, sind hier erhebliche Interferenzen zu erwarten. Die Entstehung von Hirntumoren durch ausgedehnte Handy-Telefonate wurde inzwischen wissenschaftlich bewiesen.

Krebsentwicklung und Entgiftungskapazität sind zwei Extreme einer Polarität. Mit zunehmender Überlastung der Leber und ihren Entgiftungsfunktionen (z.B. das Glutathion-System) können im Gewebe Regenerationsprozesse entgleisen und außer Kontrolle geraten. Das wird oft begleitet von rezidivierenden Entzündungen mit Lymphstau. Eine erfolgreiche Therapie muss hier ansetzen und zunächst den freien Rückfluss der Lymphe wieder herstellen.

Viel zu wenig Raum finden in der Krebsforschung leider die quantenmechanischen Erkenntnisse. Wir schaffen uns die eigene Realität durch den Fokus unserer Aufmerksamkeit. Was für uns eine Bedeutung hat, wird gestärkt – auch ein Krankheitsherd. Kommt Angst hinzu, kehrt sich die Entwicklung um. Statt Regeneration kommt es zur völligen Entgleisung, was wir Krebs nennen. Gelingt es nicht, diese Trendwende rückgängig zu machen, können wir nur noch palliativ begleiten. Aber jeder Patient hat seine ganz individuelle Chance, diese einwärts drehende Spirale zu stoppen!

Trotz dieses zielführenden Ansatzes wird Krebs dadurch noch nicht geheilt. Die multiplen Belastungen der Matrix wären nicht entstanden bei einem intakten Nervensystem und der Überwachung durch das Gehirn. Das wurde bisher übersehen.

Der Kontrollverlust des Gehirns ist ein wichtiger Schlüssel. Wird das nicht beachtet, ist mit Progredienz und Rezidiven zu rechnen.

Der Autor   im Sommer 2021

Inhalt

Einleitung

Im Jahre 1998 erschien in EDITION CO'MED mein etwa 150 Seiten starkes Buch „Synergistisch-biologische Krebstherapie". Es hat bis heute nichts von seiner Aktualität eingebüßt und ist nach wie vor sehr empfehlenswert (siehe Literaturanhang).

Dieses neue Buch soll als Ergänzung gesehen werden, um auch altes, noch nicht verlorenes Wissen mit neuen wissenschaftlichen Erkenntnissen zusammenzufügen und Synergismen aufzuzeigen.

Obwohl es unzählige Krebsarten gibt und kein Krankheitsbild dem anderen gleicht, existiert doch ein deutlich sichtbarer roter Faden. *Die Vergiftung des Milieus bei Kontrollverlust durch das Gehirn.* Diese bereitet den Boden für Parasiten, meist Pilze, die zusätzlichen Schaden anrichten, indem sie Mykotoxine produzieren und dadurch den Prozess sich verselbständigen lassen. Der Tumor selbst ist nur die Müllhalde, nicht die Ursache.

Der Müll kann stofflich, mental oder beides sein. Seine sich immer mehr verdichtende Masse stört die normalen Funktionsabläufe und sorgt letztlich auch dafür, dass die Rückkopplung an das Gehirn fehlt und Kontrollverlust entsteht. Eigentlich hätte längst auffallen müssen, dass sich Tumoren schmerzfrei entwickeln.

Dann gibt es scheinbar kein Zurück mehr. Aber der Schein trügt: *Krebs ist heilbar*, auch im fortgeschrittenem Stadium.

Die folgenden Ausführungen zeigen den Weg auf, und zwar Schritt für Schritt. Eigentlich ist und war vieles schon immer bekannt, nur wurde das Pferd von hinten aufgezäumt. Die meisten Therapien hatten den Tumor im Fokus. Man wunderte sich aber, dass die Krankheit auch nach seiner Entfernung weiterlief. Die entscheidende Rolle des umgebenden Milieus und die Kontrolle durch das Gehirn, sowohl bei der Entstehung, als auch einer erfolgreichen, nachhaltigen Therapie, wird bis heute völlig unterschätzt. Dort liegt der Fehler. Mit diesen Ausführungen wird versucht, das Bewusstsein dafür zu wecken.

1. Die Besonderheiten der Krebserkrankung

Warum gerade Krebs? Trotz milliardenschwerem Aufwand in der Erforschung dieser Krankheit ist noch kein Licht am Ende des Tunnels in Sicht. Dafür gibt es viele Gründe, die mich veranlasst haben, einige ganzheitliche Gedanken zu einem bisher ungelösten Problem einzubringen.

Krebs ist nicht nur eine Erkrankung des Menschen. Auch Tiere, ja selbst Bäume können Krebs bekommen. Bis heute gibt es keine kausale Erklärung für den Entstehungsmechanismus bösartiger Tumore. Wir können aber davon ausgehen, dass die jahrhundertelange Suche nach Krebsheilung nur deshalb erfolglos verlief, weil der bisherige wissenschaftliche Kenntnisstand eine bahnbrechende Entdeckung *verhinderte!*

Damit ist einerseits gemeint, dass der Wissensstand nicht ausreichte. Es kann mit Fug und Recht behauptet werden, dass das Lehrbuchwissen nicht nur überholt und veraltet ist, sondern viele Zusammenhänge völlig falsch wiedergegeben werden. Dies betrifft vor allem die komplexen Vorgänge des Zellstoffwechsels und der Energiebereitstellung in den Mitochondrien. Gleichzeitig behaupte ich, dass die „Hüter der wissenschaftlichen Thesen", nämlich die etablierten Wissenschaftler den Fortschritt bewusst verhindern. Leider sind auch hier Machtinteressen und Korruption im Spiel.

Wer auf einen Quantensprung in der Wissenschaft wartet, wartet leider vergebens, denn das System ist viel zu träge, um Sprünge zu machen. Für jedes Fachgebiet gibt es festgelegte Theorien, die sich wie eine Decke über die Realität ausbreiten. Dadurch werden revolutionäre Umwälzungen in der Wissenschaft von vornherein verhindert. Es lohnt sich deshalb besonders, nach Widersprüchen in den heutigen Dogmen zu suchen.

1.1. Zellteilung

Schauen wir uns zunächst den Prozess der Zellteilung an. Damit sich ein Gewebe ständig erneuern und regenerieren kann, müssen die verbrauchten Zellen absterben. Dafür benutzen sie (freiwillig und autonom!) den Mechanismus der *Apoptose,* den programmierten Zelltod. Danach werden die Reste durch Makrophagen abgeräumt.

Wenig bekannt ist, dass sich danach nicht etwa (wie es in den Büchern steht) die zurückgebliebenen Nachbarzellen teilen. Das ist bei einer komplex strukturierten Zelle nämlich völlig unmöglich! Ohne jede Ausnahme werden die neuen Zellen aus *undifferenzierten Stammzellen* von Grund auf neu aufgebaut. Diese wandern von der Basalmembran der Blutgefäße in das Gewebe ein. Angelockt werden sie elektrostatisch durch Ladungsumpolung des archaischen Gleichstromsystems der Nervenhüllen (vergl. R. O. Becker „Funke des Lebens").

These Nr. 1: Erwachsene Zellen teilen sich nicht. Jede neue Gewebezelle entsteht immer aus einer Stammzelle und differenziert sich von Grund auf neu.

Der stufenweise Aufbau hochdifferenzierter Zellen, bzw. von Geweben erinnert an die Embryonalentwicklung, bei der ebenfalls sämtliche Stadien der Menschheitsgeschichte nochmals durchlaufen werden (Phylogenese). Mit den Stammzellen ist es ähnlich. Auch sie müssen bei ihrer Ausdifferenzierung jede Phase dieses anabolen Prozesses immer jeweils von vorn durchlaufen (Ontogenese). Treten Fehler auf, erfolgt Apoptose.

Der Grund für diesen gesetzmäßigen, phasenweisen Ablauf der Gewebeerneuerung liegt klar auf der Hand: Falls eine erwachsene

Zelle irgendeine, wenn auch nur geringfügige Veränderung aufweist, würde diese nach der Teilung in sämtliche Folgegenerationen mitgeschleppt. Da nun im Laufe der Zeit sehr viele Schädigungen eintreten können, wäre der Organismus in kürzester Zeit nicht mehr lebensfähig.

Damit ist die, heute von der Schulmedizin vertretene These der Erstmutation in einer einzigen Zelle, die dann den Krebs auslöst, aus dem Rennen. Gleichzeitig wird offenbar, dass sich die Entwicklung eines Zelltumors auf der untersten Stufe, der *Stammzelle* abspielen muss.

1.2. Gärung als physiologisches Programm

Oft wird behauptet, dass Krebs durch Sauerstoffmangel in den Zellen auftritt, was zu Gärung führt. Krebszellen kommen aber viel öfter vor, allein schon durch starke körperliche Anstrengung, ohne dass eine Krebsgeschwulst entsteht! Im Gegenteil: Das archaische Notprogramm der Gärung ist in jeder Zelle genetisch verankert. Es wird sogar während der Mitose ganz bewusst eingeschaltet, da sich unter Abwesenheit von Sauerstoff keine ROS (zerstörerischen Sauerstoffradikale) bilden können, die für die DNS nach ihrer Entfaltung gefährlich werden könnten. Deswegen werden also Zellen, die sich in Gärung befinden, noch lange nicht zur Krebszelle. Die These von Otto Warburg, gerät hier ins Wanken. Gärung ist nicht gleich Krebs!

These Nr. 2: Das Notprogramm der Gärung (anaerobe Glykolyse) ist genetisch programmiert und stellt nicht zwingend den Übergang in eine Krebszelle dar.

Der spezifische Unterschied zwischen Krebszelle und gesunder Zelle besteht einzig und allein darin, dass die gesunde Zelle zwischen Gärung und aerober Energiegewinnung (oxydative Phosphorylierung) bedarfsweise *hin- und herschalten* kann, die Krebszelle aber nicht

14

mehr. Sie ist *regelunfähig* und bleibt in der Gärung stecken. Die Mitochondrien sind beim Krebs abgeschaltet und bleiben es auch. So lässt sich eine Krebszelle definieren. Die Apoptose setzt jedoch eine normale mitochondriale Funktion voraus.

Was oben für die Erneuerung der Gewebezellen ausgeführt wurde, gilt letztlich auch für den Krebs. Ausgewachsene Krebszellen können sich nicht mehr teilen. Jede Krebszelle entsteht – genauso wie normale Zellen – aus Stammzellen. Nur eine *wenig differenzierte Zelle* teilt sich noch. Deshalb sind diese Krebsarten so aggressiv.

Je weiter die Differenzierung fortgeschritten ist, umso mehr Fehler treten bei der Teilung auf, was sich sehr gut im Mikroskop beobachten lässt. Hier zeigen sich polymorphe, auch mehrkernige Zellformationen (Synzytium). In diesem Stadium lässt die Malignität bereits nach, weil die Teilungsrate deutlich rückläufig ist und gegen Null geht. Denn eine solche pathologisch veränderte Zelle läuft mit ihrer Teilung in einen selbstlimitierenden Prozess hinein. Daraus kann abgeleitet werden:

These Nr. 3: Je deutlicher sich die Merkmale einer Tumorzelle (Polymorphie, Synzytium, Färbeunterschiede usw.) zeigen, umso harmloser ist der Tumor (geworden).

Hoch *gefährliche Zellen* sind die bereits krebsig entarteten *Stammzellen* (vergl. Definition oben), die bereits sehr früh das Ursprungsgewebe verlassen und sich disseminiert im Organismus ausbreiten können. Diese sind sogar im Knochenmark (durch Biopsie) nachweisbar, was sich am Beispiel Brustkrebs zeigen lässt. Sie sind es, die Rezidive entstehen lassen, weil sie ihre volle Teilungsfähigkeit erhalten haben und nur auf günstige Umgebungsbedingungen warten. Sie entziehen sich bildgebenden Verfahren vollständig.

1.3. Anabole Strategie

An dieser Stelle kristallisiert sich bereits ein erster Therapieansatz heraus: Zellteilung ist ein kataboler Vorgang, der durch Cortisol und Thyroxin reguliert wird. Teilen können sich jedoch nur die primitiven *Stammzellen*, oder wenig differenzierte Zellen.

Prophylaktisch wie kurativ muss deshalb der ***anabole Prozess der Ausdifferenzierung*** unterstützt, bzw. alle Hinderungsgründe beseitigt werden. Für die anabole Seite des Zellstoffwechsels ist in erster Linie das STH (Wachstumshormon) verantwortlich. Es kann beispielsweise nicht ausgeschüttet werden bei Psychodauerstress (Angst!), Kohlenhydratabusus sowie Fehlregulation der katabolen Hormone Cortisol und Thyroxin, die für den Zellstoffwechsel zusammen mit dem STH ebenfalls notwendig sind (Abb. 1).

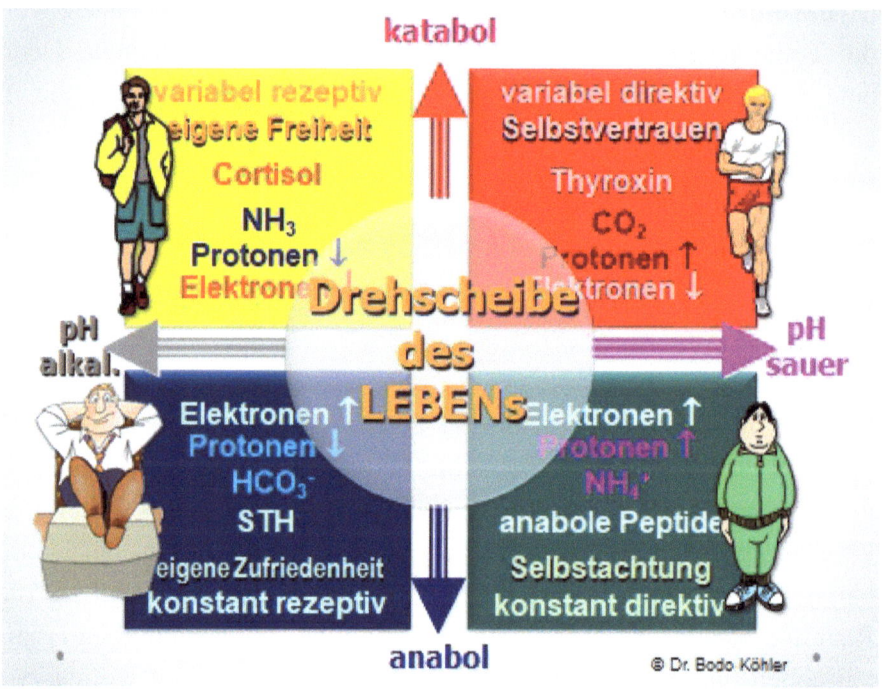

Abb.1: Bipolare Steuerung von Zellstoffwechsel und Säuren-Basen

16

These Nr. 4: Der katabole Prozess der Zellteilung wird durch gesteigerte anabole Aktivität (Ausdifferenzierung) gestoppt.

1.3.1. Sauerstoffverbrauch

Wachstumsprozesse sind jedoch mit einem erhöhten Sauerstoffverbrauch verbunden. Damit genügend davon ins Gewebe kommt, ist ein O_2-Sog notwendig, der durch die *Auto-Oxydation* (Selbstverbrennung) bestimmter Stoffe ausgelöst wird. Dazu sind vor allem ungesättigte Fettsäuren in der Lage, aber auch bestimmte Aminosäuren wie Cystein. Sonnenbestrahlung verstärkt diesen Effekt, was von Speise-Ölen bestens bekannt ist, weshalb sie vom Licht ferngehalten werden.

Voraussetzung für anabole Prozesse, wozu nicht nur die Vollausreifung junger Stammzellen gehört, sondern auch jeder Entzündungs- und Heilungsprozess, ist deshalb eine ausreichende Menge an Omega-Fettsäuren (Elektronenspender), und zwar idealerweise in Kombination mit Sulfhydril-Gruppen (Schwefel-Wasserstoff im Eiweiß). Das ist in der *Öl-Eiweiß-Kost* nach Johanna Budwig gegeben.
Zwischen den SH-Gruppen aus dem Eiweiß und den ungesättigten Ölen spannen sich Wasserstoffbrücken auf (Mesomerie-Bindungen), auf denen die freien Elektronen (sog. π-Elektronen) in hoher Zahl ein Elektronengas bilden. Das erzeugt eine Feldwirkung (durch die Resonanz mit der Sonne), die sich auch auf die Sonnenphotonen auswirkt. Das sind gute Resonanzbedingungen für rotes Licht, das von den Zellen absorbiert wird und sie auflädt.

Von diesen Gesetzmäßigkeiten der Auto-Oxydation wird die *Sauerstoff-Aufnahme und -Verwertung* beherrscht, d.h. die innere Atmung in den Mitochondrien. Sie korreliert mit der Anabolie (Wachstum) – unabhängig vom Sauerstoff-Partialdruck! Das ist deshalb so bemerkenswert, weil ein Mensch mit Atemnot durch die Gabe von Sauerstoff (wie es heute Routine ist) keineswegs Linderung erhält – im Gegenteil! Die Situation kann sich (laut Forschung von Prof. Dr. von Helmholtz) sogar verschlechtern, was sich auf den Intensivstationen regelmäßig zeigt, aber nicht verstanden wird. Allein durch einen Teelöffel (gutes) Leinöl verbessert sich der Zustand in wenigen Minuten. Diese positiven Erfahrungen verdanken wir allesamt der Fettforscherin Johanna Budwig. Die Frage sei an dieser Stelle erlaubt, warum dieses Grundwissen inzwischen nicht längst Bestandteil des Lehrstoffes ist.

Sie schreibt in ihrem Buch „Mensch-Sein" wörtlich:
„Alle Membranen sind aufgebaut aus der Partnerschaft zwischen den leicht beweglichen Elektronensystemen (aufgebaut aus der Sonnen-Energie mit ihren elektromagnetischen Feldern) und den Vertretern der harten Materie, den Schwefel-Wasserstoff-Gruppen im Eiweiß."
Und weiter:
„Diese Liebe zwischen den Elektronen der hochungesättigten Fettsäuren und den schwefelhaltigen Wasserstoffträgern beherrscht in seiner Flexibilität den gesamten Stoffwechsel beim Menschen."

Bei Krebs erfolgt nur eine geringe oder keine Sauerstoffverwertung. Es versagen die von Licht und Leben gesteuerten Wachstumsprozesse. π-Elektronen und die mit den Photonen gebildeten Energie-Informations-Austausch-Komplexe (EIAKs) sind die *Anti-Entropie-Faktoren* des Lebens. Sie schaffen Ordnung und Struktur und sind verantwortlich für die gesamte Lichtabsorption im sichtbaren Bereich (alle Farben).
Diese genannten Zusammenhänge sind absolute und unverzichtbare Lebensvoraussetzungen!

Fehlen die Ω-Öle, oder die SH-Gruppen, oder das Sonnenlicht – wird LEBEN nachhaltig gestört, oder sogar in kurzer Zeit beendet.

Es wäre schön, wenn wir davon ausgehen könnten, dass alle Menschen und natürlich die Therapeuten seit Jahrzehnten über diese Lebensbedingungen aufgeklärt wären und ihre Ernährung dementsprechend ausrichten würden, indem sie ein ausgeglichenes Verhältnis zwischen Omega-Ölen und Eiweiß anstreben, verbunden mit viel Bewegung unter freiem Himmel. Leider ist auch nicht zu erwarten, dass von der Nahrungsmittelindustrie die dazu erforderlichen Lebensmittel umfassend bereitstellt werden. Das genaue Gegenteil ist der Fall!

1.3.2. Auswirkung der trans-Fette

Immer noch werden gehärtete Fette (z.B. in Margarine) und haltbar gemachte Öle (durch Wasserdampf polymerisiert) angeboten und auch noch als „gesund" beworben.

Trans-Fette zerstören diese sensiblen Lebensstrukturen und ebnen den Boden für schwere Krankheiten. Sie sind sogar in der Tumormasse nachweisbar!

Um trans-Fette in Fertigprodukten zu erkennen, muss genau hingeschaut werden. Sie werden unauffällig als „Emulgatoren" deklariert, oder mit E 471, 472 oder 475 bezeichnet. Hinzu kommt, dass bei hocherhitzten Fetten (Fritteuse!) das Alzheimer-Toxin 4-Hydroxynonenal (HNE) entsteht, das – wie der Name schon sagt – Demenz begünstigt.

Von den künstlich erzeugten trans-Fetten müssen allerdings die natürlichen Formen streng unterschieden werden, die beim Wiederkäuen im Kuhmagen entstehen. Dazu gehören z.B. die gesunde Butter und Colostrum, aber auch im Lammfleisch sind sie vorhanden.

Damit offenbart sich bereits eine Lösung des Problems der Tumorentstehung, da es sich vor allem um die *Stammzellen* dreht. Die Frage stellt sich: Was *verhindert* bei einer jungfräulichen, völlig unbescholtenen Stammzelle, dass sie ihrem genetischen Code gehorcht und sich zur normalen Gewebezelle ausdifferenziert, oder andererseits bei Auftreten eines Programmfehlers in die Apoptose zu gehen? Beides hängt direkt mit den o.g. zerstörten Lebensgrundlagen zusammen!

Später werden wir noch sehen, dass *Informationsdefizite durch Isolation* bei der Fehlentwicklung auch eine wesentliche Rolle spielen. Selbstverständlich können Umweltgifte (Dioxin – das Nervengift löst nachweislich Krebs aus), Geopathie und technische Strahlung (auch hier bestehen kausale Zusammenhänge) ins Feld geführt werden. All das kann zu Programmfehlern führen – aber es kann eben keine Apoptose erfolgen, wenn o.g. Lebensgrundlagen fehlen, oder durch den Konsum von trans-Fetten zerstört wurden.

Das ist der Punkt! Beim Zellaufbau können ständig Probleme auftreten, allein durch die z.T. extrem hohe Umweltbelastung (E-Smog). Das wird entweder repariert, oder die Zelle verabschiedet sich als Ganzes. Aber immer öfter kommt es vor (mit zunehmendem Alter), dass dieser Rettungsanker der Apoptose nicht mehr geworfen werden kann. Daran wird ersichtlich, wie entscheidend das sensible Zusammenspiel von Ölen, Eiweiß und Sonne für Gesundheit und Wohlergehen ist.

1.4. Stammzellen und ihr Milieu

Stammzellen sind gallertige Zellen, schwammig, wässrig. Sie sind alle gleich. Sie können beliebig in fremdes Gewebe verpflanzt werden, und trotzdem entstehen daraus nur solche Zellen, die in das jeweilige Gewebe passen. Sobald sie in ein bestimmtes Organ eingewandert sind und ihr neues Umfeld wahrgenommen (!) haben, wachsen sie als spezifische Gewebezellen heran. Werden sie später verpflanzt, bleiben sie jedoch ihrem Ursprung treu. Wer regelt so etwas? Wer bestimmt, welcher Teil der DNS in welchem Gewebe abgerufen werden soll?

These Nr. 5: Spezialisierung, aber auch maligne Entartung geht nicht von der Zelle aus, sondern ist vom umgebenden Milieu abhängig.

Schon lange ist bekannt, dass der notwendige, extrem große Informationsgehalt für die dynamischen Lebensprozesse niemals in der DNS gespeichert werden kann. Wenn aber pro Sekunde bis zu 100.000 chemische Reaktionen in einer Zelle ablaufen (im *Gesamtorganismus* sind es 10^{18} pro Sekunde), dann ist eine extrem hohe Informationsdichte in allen Zellen erforderlich, und zwar *gleichzeitig*, da keine Zelle ohne Synchronisation mit allen anderen Zellen einfach vor sich hinarbeiten kann.

1.5. Quantenrealität

In dem obigen Satz stecken zwei wichtige Begriffe: *gleichzeitig* und *Gesamtorganismus*. Wenn Information überall gleichzeitig abgerufen werden kann, dann setzt das einen Quantenzustand voraus, der eine *kollektive Kohärenz* ermöglicht. Das bedeutet in Kurzform: universale Gleichzeitigkeit, oder anders ausgedrückt: zeitlose Nichtlokalität.

Diese überall anzutreffende *Quantenrealität* trifft natürlich erst recht auf lebende Systeme zu, da hier nicht nur Form und Gestalt aufrechterhalten werden müssen, sondern auch die dynamischen Lebensprozesse selbst. Die DNS kann dabei als Klavier verstanden werden, auf dem die Seele nach den Noten des Geistes spielt. Fehler im System können natürlich auch einmal an einem defekten Klavier liegen. In der Regel ist es jedoch der „Pianist". Das passiert bei fehlender „Verschränkung" der Seele mit dem geistigen Quantenraum.

21

Es wird von Quantenforschern postuliert, dass sich sowohl der größte Teil der DNS (sog. Junk DNA), als auch sämtliche Stammzellen im Quantenzustand befinden und damit Zugang zu allen notwendigen Lebensinformationen haben. Verlieren sie diesen Kontakt, dann fehlen ihnen wichtige Basisinformationen. Das können einzelne Entwicklungsschritte bis zur Ausdifferenzierung sein, aber auch der Schritt zur Apoptose. Dadurch ist für Entartung von Zellen Tür und Tor geöffnet, und genau das ist es, was über Krebs oder nicht Krebs entscheidet.

Das Problem ist mit diesen Erkenntnissen aber noch lange nicht gelöst. Der zweite Ansatz für Prophylaxe und Therapie ist logischerweise die Wiedereinkoppelung in den Quantenraum (Verschränkung mit dem Geist), bzw. die Vorsorge, dass es gar nicht erst zu einer Störung des Quantenzustandes kommt. Aber wie macht man das?

1.5.1. Grundbausteine

Erneut kommen die Elektronen ins Spiel. Wir wollen diesen kleinen Bestandteilen der Materie besondere Aufmerksamkeit schenken.
Der französische Wissenschaftler, Professor für Physik, J. E. Charon, erregte in den achtziger Jahren Aufsehen mit seinen Ausführungen zu den unsterblichen Elektronen. Der Physiker Michael König greift das Thema in seinem Buch „Das Urwort – Die Physik Gottes" erneut auf (siehe Literaturverzeichnis). Eine tiefere Betrachtung hierzu lohnt sich.

Die Grundbausteine des Universums sind bemerkenswerterweise die Neutrinos – winzige „Seinsformen" ohne Masse, die mit unterschiedlichen Geschwindigkeiten (auch Überlicht-) durchs All fliegen und sämtliche Materie durchdringen.

Zwei umeinander rotierende Neutrinos (Fermionen mit halbzahligem Spin) bilden ein Photon, ein Lichtteilchen (Boson mit ganzzahligem

Spin). Zwei Photonen wiederum lagern sich unter geeigneten Resonanz-bedingungen (Sonnenlicht!) zu einem Elektron zusammen. Das ergibt aber nicht etwa ein Bündel von unterschiedlichen Teilen, sondern eine hoch geordnete Struktur. Diese entspricht einem Torus.

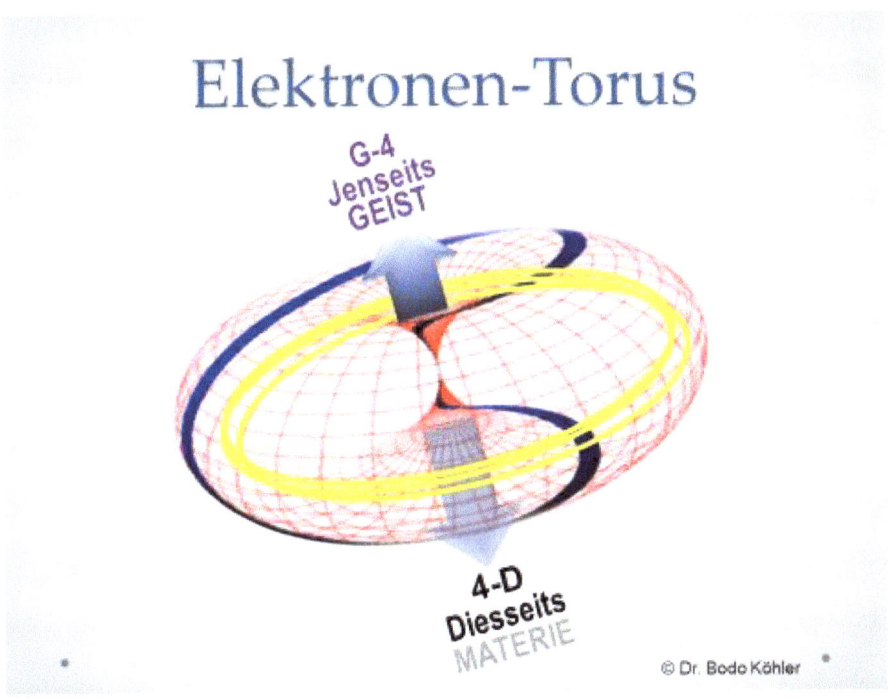

Abb.2: Die mit Photonen aufgeladenen Elektronen sind mikroskopisch kleine schwarze (bzw. weiße) Löcher. Sie sind Dimensions-pforten zwischen innerer und äußerer Raum-Zeit und stellen damit die Verbindung zwischen Diesseits und dem Jenseits her. (G-4 steht für den Hyperraum nach Burkard Heim)

Diese schwarzen bzw. weißen Löcher werden durch Raumkrümmungs-effekte auf Grund hoher Energiedichte der Photonen gebildet. Der Unterschied zwischen schwarz und weiß besteht darin, dass schwarze

Löcher Materie unwiderruflich schlucken, weiße hingegen transformieren diese und spucken sie nach dem Durchgang des inneren Trichters wieder aus. In die eine Richtung bildet sich somit Materie, in die andere löst sie sich in ihren geistigen Ursprung wieder auf ($E = m \times c^2$).

Voraussetzung dafür ist allerdings, dass sich dieser ringförmige Hohlkörper mit immer mehr Photonen auflädt, die in ihm mit Lichtgeschwindigkeit umherkreisen. Sie können ihn aber auch wieder verlassen, um sich mit anderen Photonen auszutauschen und Informationen übertragen (Wechselwirkung). Dadurch wird das Energieniveau des Elektrons angehoben oder wieder abgesenkt.

Das bedeutet im Klartext: Je mehr Photonen sich in einem liebevollen Verbund in den Elektronen angereichert haben, umso leichter wird es, durch diese Dimensions-Pforte Kontakt mit der jenseitigen Geistwelt aufzunehmen. Denn dadurch hat sich die Kohärenz erhöht. Das kann auch durch Konzentration im Gebet erreicht werden.

Eine Parallelwelt dazu bilden **Positronen** (Anti-Elektronen), die mit Anti-Photonen aufgeladen sind. Diese Anti-Materie bildet schwarze Löcher, in denen Materie verschwindet.

Photonen sind normalerweise nach vorn in die Zukunft ausgerichtet; Anti-Photonen in die Vergangenheit und wirken dadurch destruktiv.
Das elektromagnetische Feld der Sonne (in Elektronen wirksam) ist strukturbildend, also Voraussetzung für Auto-Oxydation und Zellbildung (Pfeil nach unten in Abb. 2).

Der Elektronenaustausch in Membranen wird wie beim Halbleiter von Magnetfeldern gelenkt. Durch die negative Ladung stoßen sich Elektronen ab, nicht jedoch bei unterschiedlichem Informationsgehalt der gespeicherten Photonen. Das macht sie attraktiv und anziehend. Erst nach Austausch ihrer Informationen, wenn sie dadurch auf gleichem Wissensstand sind, stoßen sich die Elektronen wieder ab.

Wir haben es also bereits auf dieser Ebene mit Bewusstseinsprozessen zu tun. Der Quantenphysiker Prof. David Bohm drückt das so aus: „Das Elektron beobachtet die Umgebung, soweit es auf eine Bedeutung in seiner Umgebung reagiert. Es handelt genauso, wie die Menschen."

Elektronen erzeugen einen *Ordnungs-Sog* und sorgen damit für ein qualitativ hochwertiges Gewebe. Das wird allerdings nachhaltig gestört durch technische Strahlung, insbesondere den weltumspannenden Mobilfunk.

1.5.2. Anti-Entropie-Faktoren

Die Photonen sind mit Information aufgeladen aus ihrer bisherigen Lebenserfahrung. Das macht sie intelligent. Sie besitzen also das Wissen der Vergangenheit. Je weiter dieses in die frühere Menschheitsentwicklung zurückreicht und je älter sie sind, umso mehr Bewusstsein ist gespeichert. Das macht sie zu sogenannten *Essenz-Elektronen*.

Diese können ihre Langzeit-Erfahrung auf andere Elektronen via Resonanz übertragen. So wird das Wissen immer weitergegeben. Das ist ein Akt der Liebe, der sich auch in anderen Menschen fortsetzen kann und so eine tiefe Verbindung schafft. Das erklärt, warum Paare sich äußerlich immer mehr ähneln können, je länger sie in Liebe verbunden sind.

Diese elementaren Elektronen-Photonen-Komplexe können als kleinste Bewusstseins-Einheiten aufgefasst werden.

Sie werden auch EIAKs genannt (Energie-Informations-Austausch-Komplexe), da sie für die Steuerung sämtlicher Stoffwechselvorgänge verantwortlich sind. Sie bilden damit die wissenschaftliche Grundlage für das Bioplasma, die oft belächelte „Lebensenergie" – das CHI.

Ein starkes elektromagnetisches Feld hält diese komplexen Elektronen im angeregten Zustand. Das ist eine der positiven Wirkungen der Sonne, die durch keine „Vitamin" D-Kapsel ersetzt werden kann.

Gespeichert sind aber nicht nur harmonische Muster. Sämtliche Verletzungen finden ebenfalls hier ihren Niederschlag. Durch Austausch der Photonen kann aber automatisch sehr viel neutralisiert werden, und zwar durch Überlagerung mit positiven Erfahrungen. Damit kann Schicksal transformiert werden.

1.5.3. Störfelder (vergl. Kap. 3.4.4. Seite 76)
Sind allerdings die Einschnitte in das Leben zu stark gewesen und blieben unverarbeitet, wenn sie also bei weitem das Positive überwiegen, dann besteht die Gefahr der Verdrängung. Dazu baut der Mensch unbewusst ein ringförmiges elektromagnetisches Feld auf, um diesen Bereich abzukapseln.
So wie grobstofflich ein Histiozytenwall um eine Entzündung errichtet wird, werden auf der Informations-Ebene ähnliche Mechanismen wirksam. Das bindet nicht nur Energie, sondern führt auch zu einer Unterversorgung mit Bioplasma, was Lichtmangel und damit „Verdunklung" in diesem Gewebe bedeutet.

Möglicherweise haben sehr viele Menschen in früheren Leben die Erfahrung mit einem *gewaltsamen Tod* gemacht. Die damit verbundenen Angstzustände können so heftig sein, dass sie zu den am intensivsten verdrängten Erlebnissen überhaupt gehören. Eine große

Armada von Essenz-Elektronen ist allein damit beschäftigt, derartige Ereignisse zu unterdrücken (abzuschirmen). Das schwächt die Vitalität erheblich und kann die Quelle von scheinbar unerklärlichen, tiefsitzenden Ängsten sein.

Auch falsche dogmatische Glaubenssätze, vor allem in religiösen Fragen können sehr viel Bioplasma binden, was sich dann als Störfeld zeigt. Das kann auch überzeugte Atheisten treffen.

An Stellen mit vermindertem Bioplasma bilden sich „Dellen" in der Aura, was diagnostisch, aber auch therapeutisch genutzt werden kann, z.B. mit der Ausgleichs-Therapie (Equalizer EQ 103).

Bleiben diese Bereiche jedoch unbearbeitet (als „Leichen im Keller"), dann lässt sich in Abb. 2 sehr leicht nachvollziehen, dass die geistige Information zu keinem geordneten Strukturaufbau führen kann. Beim Durchlaufen des Photonenringes des Elektrons wird die Ur-Information durch die kontaminierten, umherkreisenden Photonen negativ verändert, was unnatürliche Formen hervorbringen kann.

Verfolgen wir diesen wichtigen Gesichtspunkt einmal rückwärts, wird es noch deutlicher: Die ungeformte Tumormasse leidet unter Ordnungs- und Informationsverlust. Also muss beim Durchgang durch den Elektronenring eine Verfälschung (durch die Übertragung negativer Informationen der darin kreisenden Photonen) erfolgt sein. Da es in diesem abgekapselten Bereich – dem Störfeld – unzählige sind, ergibt sich hieraus eine schlüssige Erklärung für die Tumorentstehung. Er ist damit das materielle Abbild des abgespeicherten Psychotraumas.

Eine Störfeldbehandlung ist aus diesem Grunde wesentlich umfassender anzusetzen, als nur die Beseitigung der chronischen Entzündung. Es ist die Schnittstelle zwischen Psyche und materieller Form, als Basis für mögliche Funktionsstörung und damit Krankheit – bis hin zum Krebs!

Die Struktur des Gewebes wird durch Elektronen aufgebaut, wobei die Form durch die gespeicherte Lebensinformation (Erfahrung!) in den darin kreisenden Photonen vorgegeben wird.

Das Erstaunliche daran ist aber, dass **allein durch Erinnerung und Wiederbeschäftigung** mit dem Verletzungsthema diese Bereiche von der psychischen Belastung erlöst werden können. Darüber mit einer vertrauten Person zu reden, wird automatisch von einem Elektronen-austausch begleitet, der unbewussten Übertragung von Erfahrung. Oft wird das von einem tiefen Seufzer der Erleichterung begleitet.
Durch gutes Zuhören kann ein Mensch auf diese Weise völlig unbe-wusst einen anderen Menschen heilen.

1.5.4. Ur-Ängste
Allerdings spielt hier sehr massiv die **Angst vor Veränderung** mit hinein, denn die Schwelle vom Wachbewusstsein zum Unbewussten wird von der Angst kontrolliert! Diese ist deshalb bei Krebspatienten ein Hauptthema.

Aus der Neurowissenschaft ist das Angstzentrum bekannt. Es sitzt in den Mandelkernen (Amygdala), die auf beiden Seiten die vordere Spitze des Limbischen Systems bilden. Das ist insofern bedeutsam, weil damit ein stoffliches Substrat existiert, für die Symmetrie in der kontrollierten Handlung. Die gefühlsbetonte rechte Hirnhälfte sollte mit der rationalen linken im Ausgleich sein. Besteht hier eine Asym-metrie, also ein Übergewicht angsterzeugender Gedanken, dann wird aus vorsichtigem, überlegtem Handeln stressbeladenes Agieren, bis hin zu Panik, mit einem stark gesteigerten Energieverbrauch, was zur katabolen Entgleisung führen kann.

Das führt nicht nur zu einem erhöhten Verbrauch an Bioplasma, sondern belastet auch die Nieren (blauer Quadrant Abb. 1), die für Ur-Vertrauen und Beruhigung des Systems verantwortlich sind. Bluthoch-druck ist deshalb ein wegweisendes Symptom, das nicht einfach mit Medikamenten unterdrückt werden sollte.

Nicht unerwähnt sollte bleiben, dass der neue Mobilfunkstandard 5 G aufgrund der kurzen Wellenlänge mit der nur wenige Millimeter großen Amygdala direkt in Resonanz geht und damit unbewusste Ängste auslösen kann. Unter Angst werden falsche Entscheidungen getroffen, was die Tür für jede Art von Manipulation weit öffnet.

Wir sind jetzt schon ganz nahe an der Lösung des Krebsproblems. Wenn wir also den Mut aufbringen und uns mit den alten verdrängten Themen (wieder) auseinandersetzen, vor allem mit jenen, die mit Todesängsten verbunden sind, kann Bioplasma wieder fließen und die „Dellen" ausgeglichen werden, was Gesundheit näher bringt.

Und was ist mit den abgelagerten trans-Fetten? Mit Anreicherung des Bioplasmas kann wieder intensiv entgiftet und die Ablagerungen beseitigt werden. Damit wäre eigentlich alles getan.

Das hört sich gut an, ist aber nur für die Prophylaxe geeignet!
Der Unterschied zum bereits an Krebs erkrankten Patienten ist nämlich gravierend. Je länger die Doppelbelastung geht, durch Ablagerungen in der Matrix einerseits und dem Störfeld mit Mangel an Bioplasma andererseits, umso schneller degeneriert das Nervensystem in diesem Areal, wodurch es zu einem Kontrollverlust durch das Gehirn kommt.

Damit ist der weitere Ablauf unwiderruflich festgelegt (determiniert). Der Prozess hat jetzt den vollen Grad einer Autonomie erreicht, der von selbst nicht mehr rückgängig gemacht werden kann.

In meiner jahrzehntelangen Arzttätigkeit habe ich mich immer wieder verzweifelt gefragt, wieso auch nach intensiver Therapie und Umstellung aller belastenden Faktoren im Lebensstil, Hinwendung zu neuen Aufgaben und wiedergekehrter Freude am Leben, in einigen Fällen der Tumor zurückkam, nicht selten schlimmer, als am Anfang.

Hier ist die klare Antwort: Die seelischen Anforderungen werden via Nerven- und Hormonsystem auf das Gewebe übertragen, und von dort erfolgt eine Rückmeldung an das Gehirn. Das ist insbesondere bei Entzündungen der Fall. Sämtliche Heilungsprozesse werden vom Gehirn aus gesteuert und überwacht.

Wenn vor Ort jedoch massive Vorschädigungen bestehen durch Ablagerungen, Verlust an Bioplasma mit erschwerter Sauerstoffaufnahme und -Verwertung, Informationsverlust und Ausbildung eines Gewebe-„Klumpens" – dem Tumor, der dem belastenden Psycho-Thema entspricht, reicht keine Therapie oder sonstige Maßnahme aus, wenn es nicht gelingt, im Gewebe wieder die o.g. Lebensvoraussetzungen zu schaffen.

Deswegen werden in späteren Kapiteln viele verschiedene Möglichkeiten auf diesem therapeutischen Weg besprochen, weil nur ganz individuell behandelt werden kann, damit sich der gewünschte Erfolg einstellt.

Was nicht gebraucht wird, wird abgebaut. Das ist ein Gesetz. Das betrifft nicht nur Muskulatur und Knochen (z.B. nach einem Bruch), sondern alle Organe, insbesondere auch das Nervensystem. Stillgelegte Areale, und das sind nun mal die Störfelder, gehören ebenfalls dazu. Erschwerend kommt hinzu, dass viele neurotoxische Viren unterwegs sind, die den Abbau beschleunigen, oder überhaupt erst auslösen. Dazu gehören z.B. die Windpocken, die im höheren Alter als Herpes zoster (Gürtelrose) wieder ausbrechen können.

Leider können das auch Impfungen bewirken, wenn sie auf ein geschwächtes, oder noch nicht ausgereiftes Abwehrsystem (Säuglinge!) treffen. Dann wird der Initialzünder schon sehr früh gesetzt.

Die unverzichtbare Anregung der Nervenneubildung (Neuroneogenese) gestaltet sich dabei verständlicherweise als besonders schwierig, ist aber unverzichtbar. Erst wenn der Organismus wieder als Einheit, als Ganzheit (kollektive Kohärenz) arbeiten kann, können wir Heilung erwarten.

1.6. Ontogenese

Zunächst muss noch einmal auf die Entwicklungsschritte des Embryos und der Stammzellen, bis zum Zustand der Vollentwicklung Bezug genommen werden. Der Grund für diese Wachstumsetappen liegt in der „Betriebsanleitung". Es hätte wenig Sinn und würde nur Chaos anrichten, wenn der gesamte Bauplan von Anfang an „eingespielt" würde. Wichtiger als die Gesamtinformation ist die *genaue Abfolge* der Aufbauschritte. Allein durch Verwechslung der Reihenfolge (bei sonst aber vollständigem Informationsgehalt) würde Chaos entstehen.

Bei einem Haus kann das Dach auch nicht aufgesetzt werden, bevor die Mauern errichtet wurden. Setzt man hier Prioritäten, dann scheint die korrekte Reihenfolge noch wichtiger zu sein, als der Gesamtinhalt, weil dort vielleicht Improvisationen zulässig sind. Hier kommt das *Nervensystem* ins Spiel, und zwar in doppelter Hinsicht (siehe später).

„Reihenfolge" bedeutet Abfolge von Ereignissen, die zunächst einzeln zu ihrer vollen Reife gebracht werden müssen.

31

Diese Gesetzmäßigkeit trifft auf alle Bereiche zu, egal ob es sich um die Entwicklung des Menschen vom Embryo zum Erwachsenen handelt (Phylogenese), oder um einzelne Zellen (Ontogenese). Fehler in der späteren Struktur und damit der Funktion, können auf einen falschen Entwicklungsschritt zurückgeführt werden. Dieser liegt natürlich in der Vergangenheit und ist deshalb an eine bestimmte Zeit gebunden – aber auch an das jeweilige Ereignis!

Strukturfehler entsprechen nicht transformierten Zeitereignissen!

Wenn es sich bei der „Struktur" um einen Tumor handelt, wäre es eine zwingende Notwendigkeit, das belastende Ereignis in der Vergangenheit aufzusuchen und nachträglich zu transformieren. Das ist nicht nur möglich, sondern wäre die kausale Therapie!

Allerdings muss immer beachtet werden, auf welchen Boden ein Agens trifft. Der Zustand des *Gesamtorganismus* ist ausschlaggebend für den Effekt.

Wenn wir uns vor Augen halten, dass auch Tiere und Bäume Krebs bekommen können, dann muss ein gemeinsames Prinzip wirksam sein. Gesichert ist heute, dass sich *geopathische Störungen* krebsfördernd auf alle lebenden Systeme auswirken. Die Art der Feldstörung ist auch hier noch nicht erforscht, was beweist, dass es sich um eine „Einprägung" in den universalen Quantenraum handeln muss. Denn wäre die Ursache der Störung messbar, würde sie sich nicht mehr im Quantenzustand befinden.

1.7. Organisationsfelder

Skalare Felder sind nicht statisch, sondern rotieren, und zwar nicht nur in eine Richtung, sondern gleichzeitig gegenpolar, wodurch sie sich gegenseitig neutralisieren. Das verhindert ihre Messbarkeit.

Es gibt mehrere Arten von Feldern. Auf Grund ihrer Dynamik können sie sich durch Induktion ineinander umwandeln, z.B. ein elektrisches in ein magnetisches Feld und umgekehrt.

Die heute bekannten sind – neben den eben genannten – die Gravitationsfelder und die Skalarfelder. Andere Unterteilungen sind Morphogenetisches Feld, Subquantenfeld, Quantenfeld, Potentialfeld usw. Weitere, heute noch unbekannte Felder, müssen postuliert werden.
Die Heimat aller Felder ist das Vakuum bzw. Null-Punkt-Feld.
Eine besondere Bedeutung als umfassendes Feld hat das Maser-Hologramm des neuronalen Netzwerkes, das in Kap. 4.5. ausführlich beschrieben wird.

1.8. Alkalose

Eine Stammzelle bekommt den Impuls zur Teilung nicht etwa von der DNS, sondern von ihrer Umgebung. Der Teilungsreiz kommt immer von ihrem Milieu, wo vermehrt Zelluntergänge stattfinden, z.B. im Rahmen einer rezidivierenden Entzündung.

Teilung findet aber immer nur unter *alkalischen* Verhältnissen statt. Je stärker die Alkalose, je schneller die Teilung. Deshalb finden alle Regenerationsprozesse vorwiegend nachts im alkalischen Milieu statt. Der normale pH-Wert im Gewebe beträgt 7,0 bis max. 7,1, wird nachts also nur leicht basisch. Alles, was darüberliegt, ist pathologisch und kann die normale Zellteilung derart ankurbeln, dass Entartungen begünstigt werden.

Wer ist denn eigentlich für den pH-Wert im Gewebe verantwortlich? Wer steuert den Säuren-Basen-Haushalt?
Das sind essentielle Fragen, die selten gestellt werden. Die grobe Steuerung erfolgt im Organismus über die Polarität von Kohlensäure

(bzw. CO_2) und Bikarbonat (vergl. Abb. 1, S. 16). Die Feinregulation jedoch, die vor allem an den Membranen stattfindet, geht auf das Konto der π-Elektronen in den ungesättigten Fettsäuren (wirken entsäuernd), zusammen mit den Wasserstoff-Gruppen der Eiweiße (wirken ansäuernd).

Die Zelle ist aber nicht passiv vom Milieu abhängig. Ihre Reaktion ist die aktive Antwort (Adaptation) auf ihre Umgebung. Das Milieu gibt die Lebens-Bedingungen für die Zellen vor. Es ist auch das Milieu, das eine Zelle in die Entartung treiben kann.

Damit wird mit einem Schlag klar, warum es überhaupt so viele und vielfältige Kanzerogene geben kann. Sie verändern das Milieu, indem sie die Zahl der freien Elektronen und gleichzeitig der vorhandenen Protonen drastisch reduzieren (die Krebszelle bleibt lebenslang alkalisch!). Dazu sind einerseits Radikale fähig, andererseits aber alle alkalisierenden Substanzen, vor allem Alkaloide (Pilzgifte), die auch neurotoxisch wirken (Kap. 3.2.1.1. Seite 67).

Das kann auch indirekt geschehen, beispielsweise durch die Produktion eines der stärksten Zellgifte und gleichzeitigen Alkalisators: dem *Ammoniak*. Dieses Gas entsteht bei allen Fäulnisprozessen, vor allem im Darm, belastet massiv die Leber und muss tatsächlich als das bedeutendste Co-Karzinogen angesehen werden, denn es dringt in alle Gewebe ein, sogar ins Gehirn.

Hierin besteht also ein weiterer Faktor für die Gefahr der Zellentartung: Gewebe-Alkalose steigert die Teilungsgeschwindigkeit u.U. extrem, wodurch bei dem komplexen Teilungsvorgang Fehler häufiger auftreten können. Denn der verstärkte Teilungsreiz wirkt sich auch auf jene Zellen aus, die bereits begonnen haben, sich zu differenzieren, was unter nur *leicht* alkalischen Verhältnissen nicht der Fall ist.

Dadurch steigt die Fehlerrate. Das wird besonders dann gefährlich, wenn sie ausgerechnet den programmierten Mechanismus der Apoptose trifft.

Es existiert aber noch ein Bremsmechanismus, und das sind die freien Elektronen. Im sog. reduzierendem Milieu (blauer und grüner Quadrant in Abb. 1 Seite 16) ist die Entartung so gut wie ausgeschlossen. Erst bei weitgehendem Fehlen der Elektronen (aus den ungesättigten Fettsäuren), aber auch der Protonen (gelber Quadrant), kann Krebs entstehen.

1.9. Bewusstsein

„Information strebt nach Bedeutung" sagt der Quantenphysiker Prof. Thomas Görnitz. Damit ist gemeint, dass sich der geistige Inhalt einer Idee (Information) nur verwirklichen kann, indem er sich materialisiert. Bedeutung zu verleihen ist jedoch bewusstseinsgesteuerten lebenden Systemen vorbehalten.

Der Sinn des Lebens besteht also offenbar darin, als Testplattform für den Geist zu fungieren, als Werkzeug sozusagen. Integriert ein Mensch diesen grundlegenden Aspekt in sein Denken, dann ergibt sich plötzlich für jede Situation im Leben ein tieferer Sinn, auch für die Krebserkrankung. In diesem Augenblick können betroffene Patienten erkennen, warum sie erkrankt sind und wie sie da wieder herauskommen können. Das ist eine wichtige Voraussetzung für Heilung.

Geist erkennt sich in der **Form**. Im Menschen erkennt er sein **Wirken**.

Einem formlosen Gebilde wie Krebs, fehlt also offensichtlich die bedeutungstragende Information des Geistes.

Eine positive, lebensbejahende seelisch-geistige Grundhaltung wird deshalb am ehesten dazu beitragen, die Dynamik der Lebensprozesse zu unterstützen, denn Leben heißt ständige Wandlung, heißt „Learning by doing" – Lernen durch Umsetzung (der Bedürfnisse!). Dazu gehört offene Bereitschaft, sich angstfrei (!) den täglichen Herausforderungen zu stellen und das mit großer Wissbegier und Freude an den gewonnenen neuen Erkenntnissen.

Neuverschränkung mit dem Quantenraum (Geist) kristallisiert sich offenbar als goldener Schlüssel heraus, kann aber nicht verallgemeinert und in Tabletten abgefüllt werden.

Unter „Verschränkung mit dem Quantenraum" ist letztlich nichts anderes gemeint, als die intensive Hinwendung in **LIEBE** zu Gott.

Große Hoffnung für die Krebsheilung, die tatsächlich in jedem (!) Stadium noch möglich ist, liegt darin, dass in der Tat eine logische Entwicklung als Hintergrund zur Krebsentstehung vorliegt, die hier aufgezeigt wird und die umgekehrt werden kann. Durch ***Änderung des Kontexts*** mit neuer Aufgabenstellung kann der notwendige Bewusstseinswandel eingeleitet werden.

Die Umsetzung dieser Erkenntnisse liegt ganz klar in der Hand jedes Einzelnen. Es ist ein vielversprechender Ansatz, der in den folgenden Kapiteln, zusammen mit völlig neuen Aspekten, noch weiter ausgeführt wird.

Erkenntnisse

Gleich am Anfang zeigen sich wichtige Erkenntnisse. Erwachsene Zellen können sich nicht mehr teilen, was auch völlig sinnlos wäre, da somit aus einer überalterten Zelle zwei Greisenzellen würden. Obwohl das überhaupt keinen Sinn macht, gehört es immer noch zum Lehrstoff.

Gärung bedeutet nicht gleich Krebs. Es handelt sich um einen physiologischen Vorgang, der öfter vorkommt, als zunächst vermutet, nämlich bei jeder Zellteilung. Daraus eine Krebsdiagnose abzuleiten, wäre voreilig.

Ebenfalls unzutreffend ist es, von der manchmal extrem veränderten Zellmorphologie auf die Malignität zu schließen. Je stärker die Veränderungen sind, umso weniger Wachstum ist möglich.

Geordnetes Wachstum (Anabolie) geht mit erhöhtem Sauerstoffverbrauch einher. Dafür sind bestimmte Voraussetzungen erforderlich. Nach J. Budwig sind es ungesättigte Fettsäuren als Elektronenspender, die mit informationstragenden Sonnenphotonen aufgeladen sind – im Verbund mit den Sulfhydril-Gruppen bestimmter Eiweiße. Das ermöglicht Auto-Oxydation und steuert die Sauerstoffaufnahme und –Verarbeitung.

Werden – wie heute leider Alltag – ständig trans-Fette konsumiert, brechen diese EIAKs zusammen und damit nach und nach alle Lebensprozesse und Strukturen.

Gelingt es, den anabolen Prozess der Ausdifferenzierung einer Stammzelle lückenlos voranzutreiben, ist eine Krebsentstehung ausgeschlossen. Dazu müssen die Gesetze der Regulation des Zellstoffwechsels nach Prof. Dr. Dr. Jürgen Schole konsequent zur Anwendung kommen (können).

Inzwischen sollte auch verstanden sein, dass die Zelle immer nur im Verbund mit ihrer Umgebung betrachtet werden sollte. Denn hier herrscht reger Informationsaustausch. Allein davon hängt Gesundheit oder Krankheit eines Gewebes ab.

2. Krebs aus Sicht der Lebenskonformen Medizin

Gibt es eine Krebskonstellation, oder kann es jeden treffen? So wie bei einer Grippeepidemie nur ein bestimmter Prozentsatz der Menschen krank wird, trifft das im Prinzip auf jede Erkrankung zu. Wer nicht zur Risikogruppe gehört, bleibt meistens verschont. Das sollte doch eigentlich auch für die Krebserkrankung gelten. Aber welche spezifischen Faktoren begünstigen den Ausbruch dieser gefürchteten Krankheit? Gibt es eine sog. „Krebspersönlichkeit"? Oder ist es so, dass Krebs gegenüber anderen Dispositionen bei chronischen Erkrankungen eine Ausnahme bildet und sich nicht vorhersagen lässt?

2.1. Das kategoriale Ordnungssystem

Was uns zur Beurteilung dieser Frage und überhaupt für die gesamte Medizin fehlt, ist ein Ordnungssystem, das klare widerspruchsfreie Aussagen zulässt und gleichzeitig die Interaktionen verschiedener Aspekte aufzeigt. Nur dann kann wissenschaftlich exakt gearbeitet werden, statt sich auf Statistiken zu verlassen, die den Hauptaspekt eines Menschen, nämlich seine Individualität völlig negieren.

Es ist leider zu wenig bekannt, dass ein solches kategoriales Ordnungssystem in Form des *Lüscher-Würfels* bereits seit über einem halben Jahrhundert existiert, jedoch auf Grund des linear-kausalen Denksystems der Schulmedizin dort bisher nicht Eingang gefunden hat.

Das kategoriale Ordnungssystem ist mit den 5 Wandlungsphasen der TCM (*Taoistische* Chinesische Medizin) kompatibel, was seine universelle Gültigkeit unterstreicht.

Da der Lüscher-Würfel mehrdimensional und bipolar aufgebaut ist, gehorcht er nicht nur der Geometrie des Raumes (Struktur, Beschaffenheit, Ausdehnung), sondern stimmt auch mit der antiken Lehre der 4 Elemente (Feuer, Wasser, Erde, Luft) überein. Dadurch spiegeln sich in ihm alle Einflüsse wider, denen die Materie ausgesetzt ist.

Da im alten China auch nur von 4 Elementen als Grundprinzipien ausgegangen wurde (nicht von 5, wie später in der Traditionellen Chinesischen Medizin), passt alles zusammen. Durch Übersetzungsfehler wurden aus 5 Wandlungsphasen 5 Elemente. Erst durch wiederentdeckte alte Schriften konnte der Irrtum aufgeklärt werden.

Aber gerade die 5 Wandlungsphasen leiten uns zu wichtigen Erkenntnissen, insbesondere, wenn sie nach der Taoistischen Original-Lehre vom I-Ging abgeleitet und mehrdimensional angewandt werden.

Metall entspricht dem Luft-Element. Dort finden sich als Funktionskreis Lunge und Dickdarm sowie Trauer (Verlust!) und Resignation als psychisches Korrelat.

Über die Lunge atmen wir PRANA ein, geistige Nahrung nach der Vorstellung des Ayurveda. Das Atmen selbst ist eine Funktion der Nieren (!), die zum Wasserelement gehören. Der Dickdarm sollte nichts Unverdautes mehr enthalten, sondern dem Nahrungsbrei das Wasser (!) entziehen. Das Funktionssystem *Metall* (Luft) Lunge/Dickdarm wandelt die Energie und gibt sie an das *Wasser-Element* Niere/Blase weiter, weshalb die Lunge auch als „Mutter der Nieren" bezcichnet wird.

Schon allein durch diese komplexen Beziehungen zwischen Metall (Luft) und Wasser sind Störungen des Funktionskreises Niere / Blase leicht vorstellbar.

Aus der Zuordnung im Lüscher-Würfel ergeben sich nun weitere interessante Aspekte. Das Luft-Element (Gelb) ist variabel-rezeptiv und separativ. Eine Krebsgeschwulst ist geradezu das Paradebeispiel für Absonderung und damit Separation.

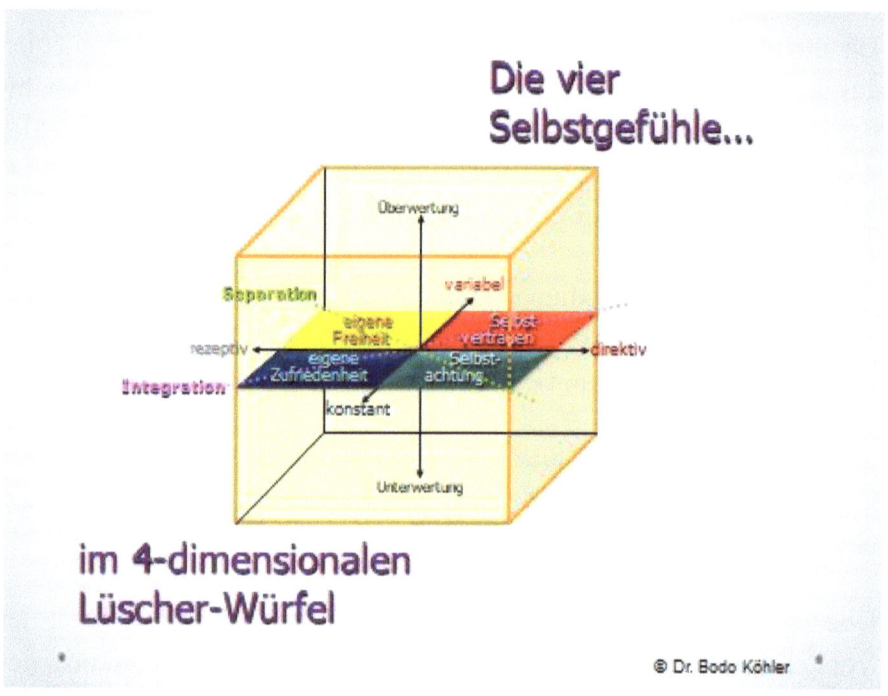

Abb.3: Der Lüscher Würfel – das kategoriale Ordnungssystem nach dem Schweizer Psychologie-Professor Dr. Max Lüscher

Das Wasser-Element ist konstant-rezeptiv und integrativ. Wasser als universelles Lösungsmittel verbindet alles mit allem im Organismus und sorgt damit für den Zusammenhalt (Kohärenz). Es ermöglicht dadurch überhaupt erst, dass zwischen den Einzelbestandteilen „Beziehungen" aufgebaut werden können und diese dadurch „Bedeutung" erlangen.

Einer ungewollten Separation (Beziehungsverlust) muss deshalb mit Re-Integration begegnet werden. Das ist eine der Hauptaufgaben des

Nieren/Blasen-Funktionskreises in Verbindung mit dem Funktions-kreis *Herz/Dünndarm* sowie *3-E/Kreislauf* (beides Feuer) und damit auch der Schilddrüse. Blau und Rot bilden die Integrationsachse (Abb.3).

Das Luft-Element steht nach Max Lüscher für „eigene Freiheit". Wenn das zugehörige Sonnengelb im Lüscher-Test überwiegend abgelehnt wird, verschließt sich dieser Mensch und schneidet sich damit selbst von allen notwendigen Erneuerungsprozessen und dadurch auch neu-en Beziehungen ab, die das Leben so mit sich bringt. Das ist mit Verweigerung gegenüber allem Neuen auf Grund von *Lebensangst* gleichzusetzen. Leben und Gesundheit bedeuten aber ständige Erneu-erung, wozu Impulse und Anregungen von außen dienen. Die dazu-gehörige positive Emotion ist „Lust auf Neues".

Eine großangelegte Untersuchung in Zürich zeigte, dass über 80% der Krebspatienten im Lüscher-Test Gelb als Hauptfarbe abgelehnt hatten. Mit der dahinterstehenden Angst vor dem Leben und vor der Zukunft, wird also offenbar der Weg bereitet, für die Krebsentstehung.
Aber wichtig ist der Beginn. Läuft die Entwicklung schleichend, dann ist eher mit Resignation, als mit Krebs zu rechnen. Tritt aber ein plötz-liches Ereignis ein, z.B. durch unerwarteten Verlust, verbunden mit einem Schock, dann kommt es zu einer anabolen Entgleisung (durch unzureichende katabole Aktivität). Die Integrationsachse Blau-Rot wird nachhaltig gestört (Rot im Mangel), was durch den Energie-verlust sofort als existenzbedrohende Angst empfunden wird (schwächt das Wasser-Element Niere / Blase).

Die Auswirkungen finden wir aber nicht auf der Integrationsachse Blau-Rot, sondern im 90°-Winkel (reziprok) auf der Separationsachse Gelb-Grün. Da alle Entstehungsprozesse immer eine reziproke Ursache haben, was dem rechten Winkel entspricht, kann nicht mehr integriert werden. Es wird separiert (vergl. Abb.1 und 3).

Aber Achtung! Nur dann besteht Krebsgefahr, wenn es auf der Separationsachse im Grün (Selbstachtung) durch Verlust der Authentizität zu *Fremdbestimmung* kommt. Das bedeutet Überlagerung (Interferenz) mit Fremdinformation anderer Lebewesen, bis hin zu Mikroben, z.B. Pilzen (siehe später).

Diese Dysbalance auf der Separationsachse muss auf der Integrationsachse ausreguliert werden, was zu einer Überforderung im roten Quadranten (Energiebereitstellung, Wärme) führen kann. Damit erhöht sich die Unfähigkeit, Entzündungen (blauer Quadrant) im vorgegebenen Zeitfenster (1 Woche akut + 3 Wochen Rekonvaleszenz) ausheilen zu lassen, was als Krebsvorstufe gelten kann.

Daran lässt sich sehr schön erkennen, dass immer alle 4 Pole des Zellstoffwechsels miteinander agieren und nie einer allein. Deshalb ist jede linear-kausale Betrachtungsweise des Menschen von Irrtümern geprägt und insbesondere bei der Beurteilung chronischer Erkrankungen zum Scheitern verurteilt (vergl. Abb. 9 Seite 80).

Prof. Grossarth-Maticek (Uni Heidelberg) konnte durch eine umfangreiche Befragungsaktion Krebskranker (und anderer Patienten) einen weiteren wesentlichen Aspekt der Krankheitsentstehung herausfinden, nämlich „unterdrückte Bedürfnisse". Dies führt zu einem jahrelangen quälenden *Entwicklungsstau* durch Verzicht auf Dinge, die man gern ausgelebt hätte.

Hier erfolgte eine Absage an das Leben mit nicht ausprobierten Möglichkeiten und dadurch fehlenden *neuen Beziehungen*. Diese Verweigerung entspricht dem nicht gelebten Rot (Integrationsachse) und damit der fehlenden Umsetzung dieser unterdrückten Wünsche. Der positive Effekt wäre nämlich eine Stärkung der Selbstachtung (Grün) gewesen, wozu viele Erfahrungen hilfreich sind.

Aber es geht nicht nur um die großen Dinge im Leben, sondern auch und vor allem um die vielen kleinen Bedürfnisse, die sich auf jeder Ebene zeigen – von den Zellen bis zum Gesamtorganismus. Immer streben die einzelnen Systeme nach Ausgleich, weil dadurch Energie eingespart werden kann. Mangelzustände können das ebenso verhindern, wie Informationsdefizite.

Bei der über 20 Jahre angelegten Untersuchung aus Heidelberg konnte aber auch bewiesen werden, dass die Grundsteine für die Probleme im Leben bereits in der Kindheit gelegt werden, und zwar in erster Linie durch Mutterkonflikte, aber auch Vaterkonflikte. Dabei spielt das, normalerweise durch die Mutter vermittelte *Gefühl tiefer Geborgenheit* die entscheidende Rolle.
Jede Zurückweisung, jede längere Abwesenheit, z.B. durch Krankheit, oder ein Verlust der Mutter aus anderen Gründen hat schwere Folgen für das spätere Leben.

Schamanen berichten in diesem Zusammenhang von den Folgen eines gewaltsamen Todes in früheren Leben, die das dringende Bedürfnis nach Nähe und Geborgenheit, vor allem aber Liebe sehr gut erklären könnten. Denn dahinter steht natürlich eine tiefsitzende, meist völlig unbewusste Angst. Dadurch wird die Amygdala (beidseits an der vorderen Spitze des Limbischen Systems) aktiviert und in Dauerstress versetzt. Interessant ist in diesem Zusammenhang, dass bei Autisten eine deutliche Vergrößerung dieses Angstzentrums festgestellt werden kann. Ihnen fehlt bekanntermaßen die Fähigkeit, ihre Handlungen an den Gefühlen auszurichten, was zu unkontrollierten Aktionen führen kann.
Ebenso bedeutsam ist die Tatsache, dass Mikrowellenstrahlung des Mobilfunks, insbesondere von 5 G (!) aufgrund der kurzen Wellenlänge mit den beiden Amygdala-Zentren in Resonanz gehen. Diese

Beeinflussung des Angstzentrums wirkt sich direkt auf die Nieren aus, dem Sitz der Lebensenergie aus Sicht der TCM.

Diese „altertümliche" Vorstellung wird heute längst untermauert durch die Biophysik. Die „Lebensenergie", bzw. das Chi der alten Chinesen wird in der Wissenschaft als BIOPLASMA bezeichnet. Es besteht aus unzähligen Elektronen, die mit informationstragenden Photonen, also Lichtquanten aufgeladen sind (vergl. Kap. 1.5.1.).

Am Beispiel von Brustkrebs kann die Krebsentwicklung auf psychischer Ebene gut nachvollzogen werden.

Brustkrebsgenese n. Prof. Grossarth-Maticek

- **Fast immer massives Abweisungs-/Separationserlebnis v. d. Mutter**
  - Bruch einer kontinuierlichen, gegenseitig liebevollen und anerkennenden Beziehung (- - 1)

- **Versuch der Reparatur im Erwachsenenalter mit anderer Person**
  - Hoffnung auf Liebe und Zuwendung auf Dauer (++ 1, anklammern)

- **Nach erneuter Enttäuschung Blockade aller attraktiven Zielsetzungen**
  - seelisch-körperliche Erschöpfung und Verstärkung von Risikofaktoren (Ernährung↑ Entzündg.)
    (++1 und - - 3 = Psora)

- **Die Person kann ihre Frauenrolle nicht attraktiv erleben**
  - Sie erlebt sich in der enttäuschten Kind-Rolle (- - 4)

- **Balance LUST ↔ UN-Lust nach rechts verschoben**

Nach seiner Theorie spielt die Balance zwischen Lust und Unlust, aber auch die Verweigerung von Lust (Selbstbestrafung durch falsche Schuldgefühle und nicht gelebte Bedürfnisse) eine große Rolle.

Es zeigen sich verschiedene Auslösefaktoren, die hier an mehreren Beispielen schematisch dargestellt sind. Der Ansatz für eine Auflösung ergibt sich aus dem, von ihm entwickelten *Autonomie-Training*.

Polaritäten nach Prof. Dr. Grossarth-Maticek

- spezifische Auslösefaktoren

Brustkrebs: starke Mutterbindung bei ständiger Zurückweisung
- **Auflösung** durch die Gewissheit, trotz allem von der Mutter tief geliebt zu sein

Hodenkrebs: starke Vaterbindung bei ständiger Zurückweisung
- **Auflösung** durch die Gewissheit, trotzdem vom Vater tief geliebt zu sein (Leistung)

Parkinson: intensive, chronisch unkontrollierbare Angst, Fatalismus
- **Auflösung** durch Lösung angsterzeugender Konfliktsituationen (Limbisches System)

M. Alzheimer: lustlose und unlustbetonte Ablehnung neuer Anregungen
- **Auflösung** durch gezielte Suche nach neuen Chancen, am Leben teilzunehmen

Herzinfarkt: Das Gefühl, einem negativen Objekt hilflos ausgeliefert zu sein
- **Auflösung** durch die erlernte Fähigkeit, sich vom Objekt distanzieren zu können

Alle Ergebnisse wurden hochsignifikant in der Heidelberger Untersuchung ermittelt und sind dem Buch „Synergistische Präventivmedizin" (siehe Literaturverzeichnis) entnommen.

Beim Hodenkrebs zeigt sich die gestörte Vaterbeziehung sehr stark, aber nicht nur dort. Der Vater steht für Leistung (roter Quadrant im LW) und übt oft Druck auf die Söhne (seltener Töchter) aus. Das führt zu permanentem Stress mit allen negativen Folgen.

Aus dem o.g. Buch stammt die folgende Einschätzung krebsbegünstigender Faktoren (Zitat):

„Eine Person strebt mit höchster emotionaler Aktivität ein Objekt an (z.B. die Nähe und Anerkennung einer Person, eine bestimmte Zielverwirklichung im Berufsleben), macht aber dabei immer wieder die Erfahrung, dass das Objekt endgültig nicht mehr erreichbar ist. Dennoch ist die Person nicht in der Lage, sich vom Objekt zu distanzieren, dabei kommt es zu innerer Verzweiflung, seelisch-körperlicher Erschöpfung, negativen Erlebnissen, innerer Hoffnungslosigkeit usw. Dieser Zustand wird i.d.R. durch Anpassung und Altruismus überspielt.

Es kommt zu einem innerlich abgekapselten Leid in der Isolation, das durch das Verhalten nicht mehr reduziert, oder in Lust umgewandelt werden kann." (Zitatende)

Ein entscheidender Punkt darf jedoch nicht übersehen werden, der sich in den Heidelberger Ergebnissen ganz klar zeigte: Krebs (wie jede andere Erkrankung) ist niemals monokausal, sondern immer die Folge *sämtlicher* Wechselwirkungen, denen ein Mensch ausgesetzt ist.

Die hier aufgeführten Beispiele müssen deshalb in Beziehung gesetzt werden zum Kontext, zu der physischen Konstitution (z.B. Entzündungsherde), dem Lebensstil usw. Daraus ergeben sich Hinweise, also *Wahrscheinlichkeiten,* die diagnostisch weiter untermauert werden müssen.

Wenn gefährdete Personen entweder ein gutes *familiäres* und/oder *Betriebs-Klima* haben, dann werden gleich mehrere negative Einflüsse kompensiert. Diese beiden Faktoren spielen offenbar eine entscheidende Rolle, denn hier spielt der Aspekt von *Liebe und Zuneigung* mit hinein.

Steht jedoch *Angst vor einer Erkrankung* im Vordergrund, kann sich das Risiko um das 10-fache erhöhen. Das konnte bei Rauchern gezeigt werden, die Angst vor Krebs hatten.

Gesundheit verlangt (nach Prof. Dr. Dr. Jürgen Schole) ständige Wandlungs- und Anpassungsfähigkeit, was unter den Bedingungen eines Gedanken-Karussells nicht gegeben ist.

Ein anderer Wissenschaftler stellt das folgendermaßen dar:

Prof. Dr. Richard Davidson (Neurowissenschaftler Uni Wisconsin-Madison)

4 neuronale Netzwerke steuern unser Wohlbefinden:

1. Die Fähigkeit, positive Zustände aufrecht zu erhalten
> dazu sind Liebe und Mitgefühl erforderlich

2. Die Fähigkeit, sich zu konzentrieren u. negatives Denken fernzuhalten
> Dafür sind Meditationstechniken hilfreich

3. Die Fähigkeit, großzügig zu sein
> Das wird am besten erlernt durch Kümmern um Andere

4. Die Fähigkeit, sich von negativen Zuständen zu erholen
> Dazu ist der offene Blick für neue Möglichkeiten notwendig

Diese 4 Netzwerke arbeiten unabhängig voneinander. Die einzelnen Punkte entsprechen den 4 Quadranten im Lüscher-Würfel. Jeder für sich zeigt nicht nur mögliche Störungen auf, sondern ist gleichzeitig ein kausaler Ansatz für die Therapie.

Nach Prof. Franz Ruppert besteht das Grundbedürfnis eines jeden Menschen darin, *zu leben, zu lieben und geliebt zu werden.*
Auf dieser Ebene geht es immer um das Ganze. In dem Moment, wo sich blinder, zerstörender Hass in tiefe Liebe verwandelt (z.B. gegen Eltern oder Partner) sind Spontanheilungen greifbar.

2.2. Kollektive Kohärenz

Ein weiterer Aspekt darf nicht übersehen werden, auch wenn er wissenschaftlich noch kein Allgemeingut ist: Leben ist nicht vorstellbar, wenn wir nicht aus *hochintelligenten, sich selbst regulierenden Zellen* bestehen würden, bedingt durch die enge Verflochtenheit unserer steuernden Seele mit den materiellen Strukturen unseres Körpers. Die Zellen verstehen sich als integrativer Bestandteil der Gemein-

47

schaft des Zellstaates und unterwerfen sich unserem Willen. Das ermöglicht eine **kollektive Kohärenz**. Diese Intelligenz ist Ausdruck der Verschränkung mit dem Quantenraum (Geist), von dem aus alle Lebensprozesse gesteuert werden, wobei die DNS (Hohlraumresonator) die Funktion eines Informations-Umsetzers hat.

Beziehungen aufzubauen, um **Möglichkeiten** auszuprobieren, die aus dem unermesslichen Potential des Quantenfeldes (Nullpunkt-Feld, Geist) über **Emotionen** ausgewählt werden, ist eine der Grundvoraussetzungen für das Leben.

2.3. Gedanken-Quantenfeld

Sämtliche Ereignisse finden im Quantenfeld (Geist) ihren Ursprung, aber auch alle damit gemachten Erfahrungen werden da abgespeichert (vergl. Morphogenetisches Feld nach R. Sheldrake). Nichts wird vergessen, nichts geht verloren. Wie in Kap. 1.5.1. ausgeführt, stellen die in den Photonenringen kreisenden Lichtquanten universelle Speicher für alle bisherigen, aber auch viel frühere Ereignisse und Erfahrungen.

Dieser Umstand ist insofern bedeutsam, weil viele Krebspatienten durch die Wucht der Ereignisse irgendwann einmal beschlossen haben, zu sterben. Wird diese Todesinformation später nicht aktiv transformiert, wirkt sie ununterbrochen weiter, auch wenn dieser Mensch sich längst neu arrangiert, wieder eingelebt und das Ereignis längst vergessen hat. Damals wurde die Verschränkung mit der Ur-Information im Quantenraum durch belastende Gedankenkonstrukte „kontaminiert" (vergl. Abb. 2, Seite 23).

Wohlbefinden und Zufriedenheit sind deshalb keine Indizien dafür, dass in der Tiefe nicht doch eine Zeitbombe schlummert. Nicht selten zeigt sich das auch noch viele Jahre später im Lüscher-Test. Aber unabhängig davon kann postuliert werden, dass bei sehr vielen Krebspatienten ein solch unverarbeitetes Ereignis mit *Todessehnsucht* abgespeichert ist.

Nach Auffassung holländischer Autoren handelt es sich hier um abgespaltene Persönlichkeitsanteile (als Störfelder), die als Entitäten (Egregore) eine Eigendynamik entwickeln, bis hin zu ihrer Materialisation als Tumor. Das entspricht der Auffassung der Schamanen, denen leider zu Unrecht als „Medizinmänner" die Anerkennung versagt bleibt.

„Krebs ist nichts anderes, als eine materialisierte Gedanken-Quantenfeld-Struktur." Prof. Dr. Jules Muheim

Diese unbewusste Belastung kann beim kinesiologischen Test zu dem Ergebnis führen, dass der betroffene Patient (nicht wissentlich) lieber krank sein möchte, als gesund zu werden. Hier ist intensiver Gesprächsbedarf nötig.

Der bereits erwähnte Heidelberger Soziologe Prof. R. Grosshardt-Maticek schreibt in seinem Buch „Synergetische Präventivmedizin" Kapitel 7 auf Seite 50 wörtlich (Zitatanfang):

„Der menschliche Organismus als äußerst kompliziertes Interaktionssystem entwickelt eine enorme Anzahl von Bedürfnissen auf den unterschiedlichen biologischen, psychischen und sozialen Ebenen (z.B. um die ständigen Spannungen zwischen Ist- und Sollzustand zu minimieren).

Wir gehen davon aus, dass es das Ziel eines soziopsychobiologischen Individuums ist, ein *Höchstmaß einer interaktiven, zu Lust und*

Wohlbefinden führenden Bedürfnisbefriedigung (in unterschiedlichen Systemen) zu erreichen, so dass letztlich erlebbares Wohlbefinden entsteht. Ebenfalls versucht der Organismus immer wieder Quellen, die akut oder auf lange Sicht zu Hemmungen von Bedürfnisbefriedigungen führen, zu beseitigen oder zu umgehen.

Das zentrale Nervensystem registriert systematisch Quellen von Unlust und Lust und verlässt sich besonders auf emotional-kognitiv gespeicherte Informationen (z.B. im Limbischen System). Dabei werden die *als höchste erlebte Lustqualitäten in der individuellen Lebensgeschichte* (aus der Erinnerung heraus) *immer wieder aktiviert* und es wird der Versuch unternommen, sie zu wiederholen oder sie in ähnlicher Weise wiederherzustellen (z.B. mit ähnlichen oder als ähnlich assoziierten Objekten, die ursprünglich starke Lustreaktionen hervorgerufen haben). Ebenso werden Quellen von höchster Unlust in der Erinnerung gespeichert, wobei hier der Versuch unternommen wird, diesen künftig auszuweichen.

- . -

Von daher ist es für Problemlösungen aller Art von zentraler Bedeutung, in welchen Kommunikationssystemen Menschen Lust, Wohlbefinden, Sicherheit und Entwicklung anstreben und erreichen und in welchen Systemen es zu Blockaden kommt." (Ende des Zitats, kursive Hervorhebungen laut Original).

Wir wissen heute, dass sich über 40% der weiblichen Brusttumoren spontan wieder zurückbilden, ohne dass die Patienten davon Kenntnis gehabt hätten und eine entsprechende Therapie erfolgt wäre.

Nichtwissen ist aus quantenphysikalischer Sicht die beste Variante, um Dinge ungeschehen werden zu lassen. Denn Realität entsteht nur dann, wenn wir den Geschehnissen **Bedeutung** verleihen.

Daraus lässt sich eine zielführende Strategie ableiten, und zwar durch folgendes Grundgesetz

Glauben schafft Realität – Zweifel löscht sie.

Sollte eines Tages tatsächlich eine Krebsdiagnose gestellt werden, darf diese keineswegs sofort geglaubt, sondern sollte sofort in Zweifel gezogen werden. Denn es gibt tatsächlich sehr viele Gründe, eine solch schwerwiegende Feststellung zu hinterfragen. Nicht selten sind Befunde falsch oder widersprüchlich.

Wer dazu in der Lage ist, das Thema Krebs entschieden von sich zu weisen – nicht aus Ignoranz, sondern aus tiefer innerer Überzeugung – muss nicht daran erkranken, bzw. hat beste (Spontan-)Heilungschancen!

Es kann auch bewusst eine positive Milieuumstellung erfolgen (Fremdeinfluss abgewehrt!), denn das Fortschreiten der Erkrankung hängt in erster Linie von den Umgebungsbedingungen ab – innen wie außen (Kontext).

Wer zu Hause, im Beruf oder im Freundeskreis keine Unterstützung erhält, sondern weiterhin negativen Einflüssen ausgesetzt ist, die „die Atmosphäre vergiften", hat nur eine Chance: den Ausbruch aus seinem Umfeld.

2.4. Kontext

Wer eine Beziehung zu Irgendjemandem oder auch zu Irgendetwas, z.B. einer bedeutenden (!) Aufgabe aufgebaut hat, bleibt durch „Verschränkung" auch dann mit dieser Person/Sache verbunden, wenn eine räumliche Trennung erfolgt ist – freiwillig, oder unfreiwillig durch *Verlust*. Bestimmte Anteile eines Menschen gehen dann weiterhin in Resonanz mit dem nun fehlenden „Partner" (auch über den Tod hinaus), weshalb ein Verlust als nicht mehr „heil zu sein" bzw. sogar direkt als Fremdeinfluss erlebt wird und „Bedeutung" erlangt hat.

Der fehlende Anteil hat sozusagen ein „Unheilsein" erzeugt und ein Stück aus der Ganzheit des Menschen „herausgerissen".
Dieses „Leck" kann von fremden Entitäten besetzt werden, worin die eigentliche Gefahr liegt.

Unter „Leck" ist der Verlust von Bioplasma zu verstehen und damit unzähligen positiven Essenz-Elektronen. Als Vergleich bietet sich ein Bild von zwei eng beieinanderstehenden Bäumen an. Solange es beiden gut geht, bilden sie eine schöne harmonische Einheit. Fehlt eines Tages ein Baum – wodurch auch immer – ist eine hässliche Lücke entstanden, auf deren Seite Zweige fehlen und dadurch die Unvollkommenheit, das „Unheil-Sein" sichtbar wird.

Ein Baum kann daran viel ändern, indem er neue Triebe an dieser Stelle produziert und so den Verlust ausgleicht. Aber was macht ein Mensch in einer vergleichbaren Situation? Sinnbildlich wäre anzuraten, den Gesetzen der Natur zu folgen und auch neue „Triebe" zu entwickeln, neue Dinge zu initiieren, neue Kontakte zu knüpfen (Gelb-Aspekt). Vorher sollte jedoch der Verlust neutralisiert werden durch Annehmen, Verstehen, Verzeihen und Transformation.

Die wichtigste Beziehung, die aufgebaut werden sollte, ist die zu sich selbst und gleichzeitig (!) zur gesamten Schöpfung; sich als Teil der Schöpfung *fühlen*. Für diese Beziehung steht ein Begriff, der mittlerweile leider zu sehr banalisiert wurde – LIEBE.

Liebe ist die einheitliche Kraft, die alles zusammenhält und dadurch die notwendige Einheit eines Organismus überhaupt erst ermöglicht.

Eigentlich sollte die wissenschaftliche Forschung genau hier ansetzen, um herauszufinden, welche Art von Energie die Liebe tatsächlich darstellt.

Mit der entsprechenden Bewusstseinserweiterung kann jeder Mensch wie ein Baum aus sich selbst heraus Defizite kompensieren und in die Harmonie (= Gesundheit, Heil-Sein) zurückkehren.
Aber Vorsicht: Unter Kompensieren darf keineswegs Ersatz-Befriedigung verstanden werden. Nur das, was authentisch ist, sollte bewusst aufgebaut werden, nichts Fremdes darf Zugang finden.

Ein Tumor ist letztlich nichts anderes, als eine Mülldeponie von nicht verarbeiteten Fremdeinflüssen (s.o.). Diese „Anhäufung" vergiftet das Milieu der Zellen in der direkten Umgebung, als Voraussetzung für weitere Tumorausbreitung. Welches Gewebe als erstes betroffen ist, zeigt sich im System der 5 Wandlungsphasen unter Berücksichtigung des psychischen Korrelats, womit sich der Kreis schließt.

Unter diesem Aspekt bietet es sich förmlich an, eine Krebserkrankung als Absturz aus der eigenen geistigen Bestimmung zu verstehen, was das Leben auf Erden sinnlos macht.

Zusammenfassend kann festgestellt werden: Ein Mensch, der eine Krebskonstellation hat, weist oft folgende Merkmale auf:

> ➢ Gestörte Mutter- und / oder Vaterbeziehung
> ➢ Absturz aus der eigenen geistigen Bestimmung
> ➢ Nicht erkannte Lebensaufgabe und Lebenssinn
> ➢ Verlust der Freude am Leben, mit Minderwertigkeitsgefühl
> ➢ Nicht gelebte seelische Bedürfnisse, angepasst, fremdbestimmt
> ➢ Früheres Schockerlebnis durch unerwarteten Beziehungsverlust

➢ Verdrängter, nicht zurückgenommener Entschluss, zu sterben
➢ Dauerkonflikt, fehlende Bereitschaft umzudenken
➢ Verlorene Fähigkeit, zu lieben, zu vergeben, zu verzeihen
➢ Äußeres Milieu (Familie, Arbeitsplatz), das den Zustand konserviert oder verstärkt (Kontext)

2.5. Bedeutung als Bewusstseinsaspekt

Durch diesen Verlust der Authentizität hat sich der Sinn des Lebens gewandelt. Nur jenes wird für uns Realität, dem wir *Bedeutung* beimessen. Dieser Begriff ist von kaum vorstellbarer Tragweite. Er bestimmt unser Leben wie kein anderer und resultiert aus den Emotionen, mit denen wir unsere Absichten steuern. Dadurch, dass einer Sache **Bedeutung** verliehen wird, kommt es durch Reflexion zu einer stehenden Welle, die eine Zeitschiene eröffnet. Die „Sache" hat somit Bestand und ist zur persönlichen Realität geworden.

Der erste Schritt zur Heilung besteht im Bewusstmachen dieser Zusammenhänge und dem Verständnis für die unabdingbare Notwendigkeit einer Transformation, und zwar in allen hier angesprochenen Bereichen.

Erst wenn der Patient den *Lebens*prozessen wieder jene Bedeutung gibt, die für die Heilung notwendig ist und neue, tragende Beziehungen in Liebe aufbaut (nicht zuletzt zu sich selbst!), kann er gesund werden. Es geht um den inneren Zusammenhalt aller (!) Bestandteile im Sinne einer Gemeinschaftsaktion „*Leben*". Einer für alle, alle für einen, und zwar mit Freude und Elan. Die Physik nennt das Kohärenz. Wir können es als *Gemeinschaftsgefühl* empfinden, was zu tiefer Geborgenheit und Vertrauen führt. Gemeint ist hier nicht allein der Zusammenhalt unserer Zellen, sondern auch der persönliche Bezug zur gesamten Schöpfung und zu Gott.

2.6. Therapeutische Überlegungen

In der Lebenskonformen Medizin LKM gehen wir nach dem 3+1-Gesetz vor. Die Hauptaufgabe besteht in der Rückkehr zur authentischen Struktur durch Re-Integration der verweigerten, nicht transformierten Aspekte (Konfliktstau), die dem abgespaltenen Gewebeanteil – dem Tumor – entsprechen. Ablehnung bedeutet Liebesentzug!

Deshalb wird therapeutisch der nicht gelebte Gelb-Aspekt (Öffnung für Neues) gestärkt, indem das alles verbindende, integrativ wirkende Wasser-Element (Blau-Aspekt) mit seinen vielfältigen Eigenschaften helfend am Tumor-Areal eingesetzt wird. So wird die Balance auf der Integrationsachse wieder hergestellt, damit sie ihrer Aufgabe gerecht werden kann (vergl. Abb. 1 und 3). Das verbessert die (gestörte) Resonanzfähigkeit (Liebe!) mit der Ur-Information, dem abgespeicherten Bauplan in der DNS (das ist der Ort im Quantenraum!), bzw. kann dadurch wieder hergestellt werden.

Jedoch nicht das Wasser-Element ist die Ursache der Dysbalance bei Krebs, sondern das Feuer! Die alten Chinesen sprachen zu Recht von einer „Kältekrankheit". Brennt das Lebensfeuer zu schwach, hören wir auf, für neue Ideen zu brennen, verlieren die Zellen ihren Sinn, den hohen Grad an Kohärenz (mit viel Anstrengung) aufrechtzuerhalten, und der vorher beschriebene Circulus vitiosus kommt in Gang.

Fortpflanzung ist der stärkste Trieb, für den viel Energie bereitgestellt wird (Feuer-Element). Es wundert deshalb nicht, dass regelmäßiger Sex vor Brust- bzw. Prostatakrebs schützt.

Mit den Geräten der Biophysikalischen Informations-Therapie BIT wird das Tumorareal direkt und zusätzlich der Funktionskreis Dickdarm / Lunge (gelber Quadrant) behandelt, und zwar mit allen Informationen, die zum blauen Quadranten (Wasser-Element) gehören.

Über die Magnetfeld / Skalarwellen-Applikation werden nicht nur die Organe lokal, sondern auch die Meridiane mit einbezogen.

Jeder Heilungsprozess wird vom Gehirn aus gesteuert, was berücksichtigt werden sollte. Für die dazu notwendige Biofeedback-Therapie wurde speziell das Matrix-Regenerations-Therapie-Gerät MRT 503 entwickelt, mit dem gleichzeitig eine Tiefenreinigung der Matrix mit Milieusanierung erfolgt. Aber auch mit dem Equalizer EQ 103 ist auf einfache Weise Biofeedback möglich (Kap.5.6. S. 113).

Das bedeutet aber keinesfalls, dass jeder Krebspatient (linear-kausal) mit der gleichen Therapie behandelt wird. Ganz im Gegenteil – es wird der Individualität in jeder Hinsicht Rechnung getragen. 3+1 bedeutet, der Aspekt des Wasser-Elements wird verstärkt zur Therapie herangezogen, bei gleichzeitiger (!) Berücksichtigung der anderen 3 Elemente.

In Bezug auf die 4 Selbstgefühle nach Max Lüscher (vergl. Abb. 3 Seite 40) sollte zwar „eigene Zufriedenheit" erlernt und gelebt werden, jedoch in Wechselwirkung mit „Selbstvertrauen" (Rot), „Selbstachtung" (Grün) und „eigener Freiheit" (Gelb).

In Bezug auf den Zellstoffwechsel muss STH (Wachstumshormon, Blau) in der Tumorregion aktiviert, jedoch gleichzeitig auf eine Normalfunktion der Nebenniere (Cortisol = Gelb), Schilddrüse (Thyroxin = Rot) und anabole Peptide (= Grün) geachtet werden (vergl. Abb. 1 Seite 16). Das erfolgt automatisch im Rahmen der ZMR/Vortex-Behandlung, wird aber noch durch rhythmische Bewegungsabläufe, Kohlenhydratrestriktion und Abbau von Psychodauerstress unterstützt.

In Bezug auf die Neuromodulatoren wird mit ZMR/Vortex Serotonin (Blau), aber gleichzeitig Dopamin, Acetylcholin und Noradrenalin/

Adrenalin aktiviert. Das erfolgt durch die analog gespeicherten Informationen, entsprechend der permanenten Echtzeitmessung im Gerät automatisch.

Nach diesem 4-poligen Prinzip, dem alle Körperfunktionen unterliegen, können weitere bewährte Therapiemöglichkeiten durchforstet und entsprechend modifiziert, zusätzlich eingesetzt werden (Kap. 4.7. Seite 96).

Wenn sich bei der Auswahl zeigt, dass ein Mittel oder eine Methode nur einen der 4 Aspekte beinhaltet, sollten die anderen drei Aspekte hinzugefügt, oder, falls nicht möglich, davon Abstand genommen werden.

Nichts ist schlimmer, als mit einseitigen Therapien neue Blockaden zu setzen.

Dem Aufbau des *Darmmilieus* unter entsprechenden Stuhl-Kontrollen sollte ebenfalls besondere Beachtung geschenkt werden, da auf diese Weise nicht nur das Immunsystem, sondern auch der notwendige Verdauungsprozess (Transformation der Causa des Verlustes) unterstützt wird. Selbstverständlich existieren hier ebenfalls 4-polige Wechselwirkungen, die beachtet werden sollten.

Die absolut notwendige Ernährungsumstellung fällt auch in diesen Bereich, weil damit das innere Milieu nachhaltig geprägt wird. Hier sei nicht nur die Kohlenhydratrestriktion erwähnt, sondern auch die gesicherte Eiweißzufuhr, je nach Blutgruppe vegetarisch oder tierisch. Proteinmangel bei gleichzeitiger Kohlenhydratmast behindert die Heilung erheblich. Auf die richtigen Ω-Öle kommt es an (3+1-Gesetz), und trans-Fette müssen unbedingt gemieden werden (Kap. 1.3.2.).

Diese Therapieansätze werden später detailliert ausgeführt und sollen hier nur das Prinzip aufzeigen, dass Krebs adäquat und kausal behandelt werden kann. Die o.g. 6 Punkte geben die Richtung vor. Ab dem nächsten Kapitel werden zusätzliche Erkenntnisse mit einfließen, die das neue Verständnis dieser Erkrankung abrunden können.

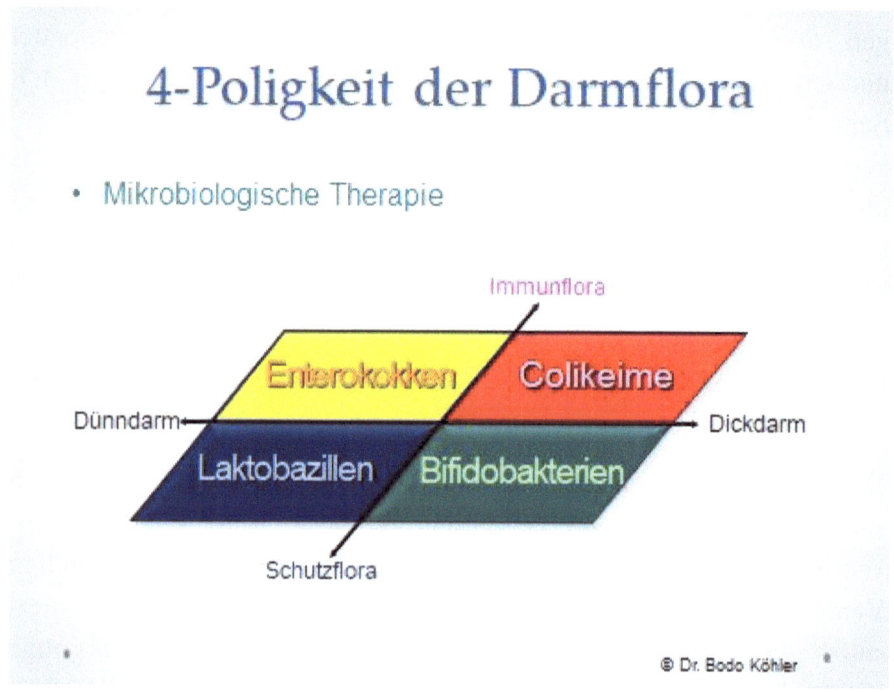

Abb.4: Bipolarität der Darmsymbionten

Erst wer wirklich verstanden hat, was LEBEN im eigentlichen Sinne bedeutet: Aufbau einer harmonischen liebevollen Beziehung mit sich selbst und zur gesamten Schöpfung, Initiierung eines Gefühls der Verbundenheit mit allem SEIN durch Dienen, Bereitschaft zu fortlaufender Wandlung, Transzendenz von allem Erlebten, niemals verharren, immer bereit sein zu Veränderung, im tiefen Vertrauen auf das Wirken höherer Gesetze – und seinem Leben diese Bedeutung verleiht, löst die notwendigen Heilungsprozesse in sich aus, bzw. wird gar nicht erst in die Lage einer schweren Erkrankung kommen.

Der Maßstab dafür, ob wir auf unserem Lebensweg wandeln oder nicht, ist die empfundene Freude bei allem Tun.

Und nochmals: Ständige Wandlung und Veränderung heißt, immer neue Beziehungen aufbauen und Möglichkeiten ausprobieren, die uns jeden Tag aufs Neue angeboten werden. Erst durch Verweigerung (abgelehntes Gelb) kommt es zur Stagnation. Dann „lockert" sich die essentielle Verschränkung mit dem Quantenraum (Geist), wodurch wichtige Informationen verlorengehen.

Dies geschieht auch durch Anhäufung nicht zugehöriger Inhalte (Fremdbestimmung) und Substanzen. Regeneration ist dann oft nur noch teilweise möglich, wird fehlerhaft ausgeführt oder führt zu unkontrollierten Wucherungen. Hier schließt sich der Kreis.

Erkenntnisse
,Gesundheit ist die Fähigkeit der schnellstmöglichen Anpassung an wechselnde Umgebungsbedingungen'. Dieser Satz von J. Schole setzt eine gute Regulation voraus, und zwar des Zellstoffwechsels in Verbindung mit dem Säuren-Basen-Haushalt. Kommt es zu einer chronischen Erkrankung, dann ist aus der akuten, normalen Abwehrreaktion eine Regulationsblockade entstanden. Die Gründe für die Entstehung dieser Störfelder sind nicht verarbeite Ereignisse, die als Bedrohung empfunden wurden und Angst erzeugten. Damit werden die Lebensinformation tragenden Photonen kontaminiert, was sich negativ auf die Gewebestruktur auswirkt – bis hin zur Krebsentstehung.

Das ist immer so und bringt es auf den Punkt. Was damit allerdings noch nicht beantwortet ist, macht die Hauptarbeit in einer lebenskonformen Praxis aus, nämlich das WARUM.

Leben beruht auf ständiger Transformation. Jede Art von Stillstand kann tödlich sein. Leben stellt sich ständig selbst infrage. Was aufgebaut wird, muss u.U. im nächsten Moment wieder aufgelöst werden. ‚Leben ist permanente Selbstvernichtung‘.

Die Frage nach der Ursache lässt sich deshalb etwas eingrenzen: Wer oder was hält an der Vergangenheit fest? Denn nur darum geht es. Alles, was liegenbleibt und nicht bearbeitet wird, ist Vergangenheit.

Der nächste Aspekt ist ein quantenphysikalischer. Masse macht nur einen extrem geringen Anteil in uns aus. Wir bestehen in erster Linie aus Feldern, und diese werden geformt und beeinflusst von unserem Bewusstsein, denn nur das ist in der Lage, die dazu notwendige strukturformende Energie freizusetzen.

Jedes größere Ereignis stellt eine Herausforderung dar, die bearbeitet werden muss, und zwar sofort. Es geht um die ‚schnelle‘ Anpassungsfähigkeit. Die Verarbeitung kann dann nicht erfolgen, wenn uns das Ereignis völlig überrascht und eine Schockstarre hervorgerufen hat. Dann kreist es unaufhörlich in unseren Gedanken und prägt sich in unsere Felder ein. Von dort wird es immer wieder abgerufen, meist durch ähnliche Situationen und zieht uns förmlich wie mit einer Faust in die Vergangenheit zurück. Unser Fokus lastet darauf, und wir sind nicht frei und offen für neue Erlebnisse (Gelb im Lüscher-Würfel), auf die wir unbeschwert reagieren können.

Diese Kontamination unserer Felder bei fehlender Transformation kann so weit gehen, dass Krebs entsteht. Der Tumor ist als manifestierte Müllhalde unserer ständig kreisenden Gedanken zu verstehen, als Fremdinformation. Er kann nach der TCM (5 Wandlungsphasen) konkreten psychischen Problemen zugeordnet werden.

Heilung kann nur erreicht werden, wenn diese Zusammenhänge zu einer Bewusstseinsveränderung führen und dadurch eine aktive Transformation durch den betroffenen Patienten stattfinden kann. Auf dieser Basis kommt es immer wieder (einer von 10.000) zu Spontanheilungen. Der Schlüssel dazu ist die völlige Abwendung von der Erkrankung, wodurch diese in die Bedeutungslosigkeit versinken kann, durch Hinwendung zu neuen Aufgaben und Zielen.

Das Besondere daran ist, dass sich die spontan geheilten Krebspatienten völlig einverstanden gefühlt (!) haben, mit der Tatsache, dass sie in Kürze sterben werden. Das war bei allen Spontanheilungen der Fall und ist der entscheidende Schlüssel. Warum ist das so?

‚Sterben' ist gleichbedeutend mit Auflösung von allem, was ist und was war. Gleichzeitig ist es der Beginn einer Rückkehr zu unserem eigentlichen Ursprung, nämlich der geistigen Welt. Diese Hinwendung zu Gott heißt Religio, wird aber nur von Wenigen zu Lebzeiten erreicht. Aber im Angesicht des Todes kann alles Materielle total unwichtig werden, nur noch das Geistige zählt.

Wer frühzeitig zu dieser fundamentalen Erkenntnis kommt, braucht keine schweren Krankheiten, um daraus zu lernen, sondern kann ein erfülltes, unbeschwertes Leben im Gottesbewusstsein führen.

3. Gesicherte neue Erkenntnisse zur Krebsentstehung

Schon vor fast 100 Jahren wurden im Klinikum Berlin-Buch von der Arbeitsgruppe um Prof. Seyfarth *Pilze* in sämtlichen (!) Metastasen der verschiedensten Krebsarten nachgewiesen, teilweise auch im Primärtumor.

Prof. F. Bösser in Hannover postulierte noch etwas früher ein flüssiges toxisches Medium, das der Krebsentstehung vorauseilt.

Beiden Ansätzen ist gemeinsam, dass es sich um eine Vergiftung des Milieus handeln muss, ohne die kein Krebs entstehen kann.

Die Krebszelle selbst entsteht im alkalischen Milieu und bleibt lebenslang basisch. Sie schafft sich aber durch ihren Gärungsstoffwechsel nach und nach eine stark saure Umgebung. Daraus leitete sich der Irrtum ab, Krebs würde im sauren Milieu entstehen.

3.1 Stoffwechseldynamik

Dr. Wolfgang Zöch aus Krems (Österreich) hat sich die Mühe gemacht und alte Veröffentlichungen durchgearbeitet. Die Forschungsergebnisse werden hier (mit freundlicher Genehmigung) auszugsweise wiedergegeben.

Alle Zellen haben 4 unterschiedliche Arten, Energie zu gewinnen
> ➢ aerobe Glykolyse
> ➢ anaerobe Glykolyse
> ➢ oxydative Phosphorylierung
> ➢ anaerobe Chemolithotrophie (Energie aus organischen Verbindungen, z.B. H_2S). Verstoffwechselt werden Stoffe wie Glutamin, Palmitat, Oleat etc.

Es besteht insgesamt ein extremes Anpassungspotential. Zellen haben eine viel größere Flexibilität, um Energie zu gewinnen, als zunächst vermutet.

Epitheliale Zellen stimulieren die Glykolyse in benachbarten Fibroblasten. Laktat/Pyruvat heizen deren mitochondriale Phosphorylierung an. Die ATP-Ausbeute ist dadurch deutlich höher (inverser Warburg-Effekt).

Glykolyse und Chemolithotrophie bedingen einen hohen Säureanfall. Das Innere der Krebszelle erfordert aber eine **basische Grundkalibrierung.** Sie schafft H^+ raus und Bikarbonat in die Zelle rein. Es entsteht durch Carboanhydrase $H_2CO_3.$

Achtung: *Ohne Carboanhydrase* würde die Zelle an einer Intoxikation sterben! Sie sichert deren Überleben.

Keimzellen wandern ab Ende der 3. Woche durch den Embryo. Nur ca. 30% erreichen die Keimleiste, der „Rest" verteilt sich. Später sind das die **adulten Stammzellen** an den Basalmembranen. Sie teilen sich 10-15x und differenzieren sich zu Organzellen.

Achtung: Ausdifferenzierte Zellen sind teilungsunfähig!

Die Telomerenlänge beträgt zur Geburt ca. 10.000 Basenpaare. Jede Teilung verkürzt sie. Bei 4000 ist das sog. **Hayflick-Limit** erreicht. Die Grenze zeigt sich am äußerlichen Älterwerden etwa ab 40 Jahre. Sanfte Immunstimulation wirkt dem entgegen (z.B. Sonne).

Das Krebsrisiko steigt mit abnehmender Telomerenlänge. Gerät eine Zelle während der Teilung ans Limit, stoppt sie ab. Sie bleibt als **nicht vollständig differenzierte Zelle** liegen. Betrifft es viele Zellen, resultiert minderwertiges Gewebe, z.B. Leukoplakien, breitbasige Polypen, Zysten od. Anaplasien.
In der Folge geschieht das immer früher. Es entsteht **embryonales Gewebe.**

63

Die Abnahme des Differenzierungsgrades heißt **Re-Foetalisierung.** Das kann bis zur **embryonalen Trophoblastenzelle** gehen. Diese entspricht einer Tumorstammzelle. Dabei liegt ein geänderter Chromosomensatz vor.

Achtung: Chemotherapie fördert und beschleunigt diesen Prozess!

Am Hayflick-Limit wird die Stammzelle apoptotisch (Optimum), oder sie wird altersstarr, d.h. passiv ohne Teilung (Kälte → ATP↓). In dieser **replikativen Seneszenz** produziert sie Inflammatore. Die dadurch entstandene Entzündung begünstigt Krebs.

Krebs kann aus adulten re-foetalisierten Stammzellen entstehen.

Die Entwicklung eines Krebstumors kann als Folge einer gestörten, unvollständigen Differenzierung verstanden werden!
Aber auch Zell-**Regeneration** nimmt hier ihren Ausgang. Jede Erneuerung entspricht einer Teil-Embryogenese. Den Unterschied macht allein das **Milieu!**

Kälte und Schwermetall-Depots sind ideale Bedingungen für Pilzwachstum. Pilze wurden in Tumoren und Metastasen zu 99% gefunden. Sie schirmen die notwendige Organ-Information aus der Umgebung ab. In der **isolierten** seneszenten Zelle löst das Überlebensreflexe aus.

Es erfolgt die Bildung eines Nährkeims (Trophoblast). Die seneszente Zelle mutiert zur Krebsstammzelle.

3.2. Pilze (Quelle: Wikipedia)
„Pilze können keine Photosynthese betreiben. Sie ernähren sich durch die Aufnahme organischer Substanzen. Diese nehmen sie in gelöster

Form aus der Umgebung auf. Pilze sind näher den Tieren verwandt, als den Pflanzen. Es gibt Einzeller mit vielen Kernen (Synzytium).
Pilze sind die ältesten Lebewesen der Welt. Sie breiten sich extrem schnell aus. Die Pilzhyphen (im Boden) sind **unsterblich.** Pilze können im Menschen verschiedene Formen annehmen. Einige Arten enthalten Heilstoffe für Krebs (Lentinan, Krestin).

Pilze haben einen anaeroben Stoffwechsel und geben CO_2 ab. Aus dem Myzel (Netzwerk) können harte Dauerformen werden. Ihre Lebbensweise ist *parasitisch, zersetzend oder symbiotisch*.

Nicht jeder Parasit tötet seinen Wirt. Schwächeparasiten befallen nur vorgeschädigte Wirte. Beispiele sind der als Vitalpilz begehrte Maitake und der Reishi. Seltener, aber in der Heilkunde bedeutsam, ist der Igelstachelbart.
Der Chaga oder Schiefe Schillerporling hat eine starke Heilkraft. Er gehört zu den Porlingen und Weißfäuleerregern. Der Klapperschwamm besitzt ebenfalls Heilkräfte."

Weiter zu den Ausführungen von W. Zöch:
Die Krebsstammzelle heizt ihr glykolytisches Programm an und produziert dabei große Mengen Milchsäure (was den Pilzen hilft). Die Carboanhydrase wird maximal hochgefahren: $CO_2 + H_2O \leftrightarrow H_2CO_3$.
Die Telomere verkürzen sich auf ein Minimum. Durch drohenden Zelltod wird massivst Telomerase freigesetzt.

Vieles spricht dafür, dass kanzeröse Tumoren die Versklavung seneszenter adulter Stammzellen durch Pilze sind!

Krebsstammzellen sind ausgewanderte primordiale Keimzellen, die plötzlich ihren Schwesterzellen in den Gonaden nacheifern. Ein Karzinom ist ein „parthenogenetischer" Trophoblast (Jungfernzeugung).

Nach F. Bösser benötigt jede Infektion – aber auch Krebs – einen „Brandbeschleuniger". **Pilz- und andere Gifte** sind nach ihm der unbekannte Missing Link. Toxische **Alkaloide** wandeln das **Milieu** lebensfeindlich um. Die geschädigten Zellen wollen durch Wachstum ausbrechen. Wesentlich für das Verständnis ist dabei der **Kontroll-verlust des Gehirns** durch das Fehlen afferenter Nervenfasern!

Lokaler **Lymphstau und Blutstase** (auch durch Herzschwäche) wirken sich begünstigend aus. Das paraentzündliche Ödem verstärkt diesen Effekt. Das toxische Pilzserum wandelt sich (auch nach Prof. Ender-lein) ständig um. Bakterien und Viren sind als Zwischenstadien zu verstehen. Tuberkelbakterien können sich z.B. in Strahlenpilze ver-wandeln. **Tuberkulose kann Leukämie triggern!**

3.2.1. Pilzgifte (Quelle Wikipedia)
Zu den Mykotoxinen gehören
- Aflatoxine
- Alternaria-Toxine
    - Alternariol (AOH)
    - Alternariolmonomethylether (AME)
    - Altenuen und Tenuazonsäure
- Fusarium-Toxine
    - Trichothecene
        - Deoxynivalenol (DON)
        - Nivalenol
        - T-2-Toxin
    - Zearalenone
    - Fumonisine
        - Ochratoxine (Aspergillus, Penicillium)
- Mutterkornalkaloide (Ergotalkaloide)

3.2.1.1. Alkaloide (Quelle Wikipedia)

- Mutterkorn-Alkaloide: z.B. Secale cornutum, Ergotamin, Ergometrin
- Curare-Alkaloide: z.B. Toxiferin, Tubocurarin, Alcuronium
- Opiate: z.B. Morphin, Codein, Thebain, Papaverin, Noscapin, Cryptopin
- Vinca-Alkaloide: z.B. Vincristin, Vinblastin
- Lobelia-Alkaloide: z.B. Lobelin, Lelobanidin, Lobelanidin
- Strychnos-Alkaloide: z.B. Akuammicin, Brucin, Strychnin
- Catharanthus-Alkaloide: z.B. Catharanthin, Vindolin
- Amaryllidaceen-Alkaloide: z.B. Lycorin, Galantamin
- Dendrobates-Alkaloide: z.B.Histrionicotoxin, Pumiliotoxin
- Lupinen-Alkaloide: z.B. Lupinin, Lupanin, Spartein
- China-Alkaloide: z.B. Chinin, Chinidin
- Coca-Alkaloide: z.B. Cocain, Ecgonin, Hygrin

Cholesterin

Beispiel für Alkaloid

Epigallocatechin kann als Antidot eingesetzt werden (Grüntee-Extrakt), auch Tannin

Auffallend ist, dass viele von den Alkaloiden **Steroide** sind und sogar dem Cholesterin ähneln können. Damit sind sie Hohlraumresonatoren für Photonen (Speicher) und können störende hormonelle Wirkungen entfalten. Andere wiederum können positiv wirken, z.B. Chinin.

3.2.1.2. Wirkung (Quelle Wikipedia)

> *Mykotoxine* können bei Menschen und Tieren bereits in geringen Konzentrationen toxische Wirkungen zeigen.

> Insbesondere können Mykotoxine
>   o krebserregend (karzinogen) wirken
>   o das Zentralnervensystem schädigen (neurotoxisch)
>   o das Immunsystem schädigen (immunsuppressiv)
>   o das Erbgut schädigen (mutagen wirken)
>   o die Leibesfrucht schädigen (teratogen wirken)
>   o Organschäden (z.B. an Leber oder Niere) verursachen (hepatotoxisch oder nephrotoxisch wirken)

> bei Berührung Haut- und Schleimhautschäden (von Hautreizungen bis Nekrosen) verursachen,

> enzymatische Stoffwechselprozesse hemmen oder einleiten

> allergische Reaktionen auslösen,

> durch *hormonelle Wirkungen* Fruchtbarkeitsstörungen hervorrufen.

3.3. Kokzidien (Quelle Wikipedia)

In einer Wirtszelle, meist des Magen-Darm-Kanals, des Blutes, der Leber oder Niere, vollziehen sie eine ungeschlechtliche Vermehrung in Form einer Schizogonie/Merogonie (Spaltung) durch mehrfache Kernteilungen und zerstören dabei die Zelle.

Jeder der sogenannten Merozoiten (bis zu 100 aus einer Elternzelle) befällt anschließend eine neue Zelle und der Vorgang wiederholt sich.

Die Form der Teilung ist abhängig vom Parasiten: *Toxoplasma gondii* teilt sich in einer Form die Endodyogenie genannt wird, während *Eimeria* ein Schizogonie/Merogonie-Teilungsmuster aufweist.

Bei *Sarcocystis* wird das Teilungsmuster als Endopolygonie bezeichnet." (Nach Prof. Adamkiewicz sind sie die Causa für Colon-Ca.)

Mikroben sind in der Lage, unsere Persönlichkeit zu verändern und unsere Handlungen zu beeinflussen!

Wikipedia: „Die Zahl der ungeschlechtlichen Vermehrungen ist für jede Kokzidien-Art spezifisch. Im Anschluss an die ungeschlechtliche Vermehrungsphase (Schizogonie) bilden sich Geschlechtszellen (Gametogonie), nämlich große plasmareiche Makrogameten und kleine begeißelte Mikrogameten, und es vollzieht sich eine geschlechtliche Vermehrung.

Die befruchtete weibliche Zelle (Zygote) umgibt sich mit einer Hülle (Enzystierung) und wird zur Oozyste. Sie wird mit dem Kot des Wirtes ausgeschieden.

In der Außenwelt kommt es zur Reduktionsteilung (Meiose), in der sich einkernige Teilungsprodukte (Sporoblasten) bilden und sich mit Hüllen umgeben, die sogenannten Sporen (Sporogonie).

In den Sporen bilden sich unter einer weiteren Teilung (Mitose) die infektiösen Sporozoiten.

Bei *Sarcocystis* vollzieht sich die Sporulation bereits im Wirt, die Oozystenhülle bricht vor Verlassen des Darmes auf und Sporozysten werden ausgeschieden" (Ende des Zitats).

3.4. Stufenprogramm

Es ist bis hierhin deutlich geworden, dass Pilze einen wesentlichen Co-Faktor bei der Krebsentstehung und –unterhaltung darstellen. Aber es ist noch nicht klar, woher diese kommen und was sie veranlasst, sich im Inneren des Körpers auszubreiten.

Wir reden hier zunächst vom Darm. Pilze suchen sich Nischen auf unseren Schleimhäuten. Das sind Stellen mit verringerter Schleimschicht und ohne Oberflächenbesiedelung unserer Schutzflora. Diese Leerstellen können Folgen antibiotischer Behandlungen sein, oder toxische Schädigungen.

Das reicht allerdings nicht aus, um den Pilzen Tür und Tor nach innen zu öffnen. Es sind besondere Umstände nötig: Durch Magensäuremangel (meist Blutgruppe A, oder Säureblocker) verschiebt sich der pH-Wert nach oben. Unter diesen Bedingungen kann unsere normale Flora nicht leben und reduziert sich. Die Leerstellen werden von Fäulnisbakterien (Clostridien, Enterobakter u.a.) besetzt. Diese verstoffwechseln alle Arten von Eiweiß. Dabei entsteht Ammoniak, das die Alkalose weiter verstärkt.

Ammoniak ist extrem toxisch, vor allem für Leber und *Gehirn*.

Das Immunsystem ist zu 80% im Dünndarm beheimatet und befindet sich in enger Kooperation mit den gesunden Darmbakterien (Abb. 4 Seite 58). Fehlen diese oder sind sie reduziert, wirkt sich das natürlich auf die Abwehrleistung aus. Bakteriellen Infekten kann dadurch Vorschub geleistet werden. Das ist die Chance für Pilze!

Im Rahmen einer solchen Entzündung schleusen die eindringenden Bakterien die Pilze mit in die Tiefe. Das Immunsystem kann zwar anschließend die Bakterien weitgehend eliminieren, nicht aber die Pilze. Dazu ist es selten in der Lage.

Die Pilznester bilden sich vor allem an schwer zugänglichen Stellen mit verminderter Durchblutung und mangelndem Lymphabfluss. Dazu eignen sich insbesondere alte Entzündungsherde, die i.d.R. sauer sind.

Diese konnten nicht ausheilen, weil sich dort in den meisten Fällen (Schwer-)Metall-Depots befinden, die die Matrix belasten und ihre Funktion als Dielektrikum nachhaltig stören.

Aber es handelt sich hier keinesfalls um einen mechanischen Ablauf. Dieses Szenario hat eine jahrelange Vorgeschichte! Da unser Gehirn sämtliche Körperareale überwacht, wären diese Depots von vornherein vereitelt worden, denn der Umgang mit Parasiten wurde über Jahrtausende hinweg fleißig geübt.

Es gibt nur eine passende Erklärung dafür, und die heißt Kontrollverlust des Gehirns durch Schädigung afferenter Fasern!

Ein paar Situationen im Leben sind dafür verantwortlich: Infektionen mit *neurotoxischen Viren*, z.B. Epstein-Barr, Varizellen zoster, Herpes simplex, insbesondere HHV VI, aber auch *Impfschäden* durch toxische Erreger.

Doch nicht nur das. Thiomersal (Quecksilber) in den Impfungen hat selbst eine neurotoxische Wirkung. Häufig Geimpfte sind deshalb besonders gefährdet. Quecksilber blockiert zusätzlich die Lymphwege.

Nicht genügend Beachtung findet leider die De-Myelinisierung der Nervenfasern durch *Mobilfunk!*

Diese vorgeschädigten Areale geben nur noch schwache oder gar *keine Rückmeldung* an das Gehirn, was Voraussetzung für autonome Prozesse, d.h. Pilznester, Entzündungsherde, bis hin zum Krebs ist.
Aber nicht nur die fehlende Kontrollfunktion durch das Gehirn, sondern auch der Zusammenbruch des Maser-Hologramms ermöglicht die pathologische Umwandlung des Gewebes (Kap. 4.5.1. Seite 93).

Der Verlust von Nervenfasern wurde schon öfter nachgewiesen – auch von Thomas Tallberg in Finnland – wenn nur danach gesucht wurde!

Ein Punkt fehlt noch, und das ist die Betriebstemperatur. Fällt sie an diesen Stellen unter 36,5°C, schalten die Mitochondrien ab und produzieren kein ATP mehr. Das sind ideale Voraussetzungen für die Ausbreitung von Keimen (Erkältung!), die wir ohnehin ständig auf unseren Schleimhäuten herumtragen. Das wird leider gern mit einer Infektion verwechselt. Es ist aber nichts anderes, als eine Konstellation, die sich durch das Zusammenspiel von mehreren Faktoren unter bestimmten Voraussetzungen ergibt (vergl. Abb. 5).

Unter diesen neuen Gesichtspunkten müssen wir einen viel längeren Zeitraum für die Krebsentwicklung ansetzen, beginnend im Kindesalter. Wer schon vor Vollendung des ersten Lebensjahres geimpft wurde und dann später noch *viele Impfungen* bekommen hat, ist prädisponiert für eine spätere Krebserkrankung. Das hat nichts mit einer Impfgegnerschaft zu tun, sondern ist schlicht und ergreifend eine Tatsache.

Nach dieser ersten Stufe folgen meist viele Jahre ohne Probleme. Dann kann eine Infektion (besser „Kontamination") mit den weit verbreiteten neurotoxischen Viren erfolgen, die – je nach Lokalisation – das lokale Nervengeflecht schädigen und so den Boden vorbereiten für die zweite Stufe – den *Kontrollverlust durch das Gehirn*. Im Zustand voller Gesundheit wird der aktuelle Zustand in jedem Areal des Körpers ständig geprüft und durch ausgleichende Maßnahmen in der Balance gehalten. Sämtliche Regenerationsprozesse werden über das vegetative Nervensystem koordiniert, aber dazu braucht es exakte Rückmeldungen.

Ein chronischer Entzündungsherd wird zwar begünstigt durch Metallablagerungen im Gewebe, weil dadurch die Halbleiterfunktion der

Matrix und damit der Elektronenfluss gestört wird. Aber seine Entstehung deutet bereits auf einen Kontrollverlust hin.

Wenn es nun auch noch zur Ansiedelung von Pilznestern kommt, ist der Beweis erbracht. Pilze sind die schlimmste Form einer feindlichen Übernahme. Das lässt sich sehr schön in der Natur an avitalen Bäumen beobachten. Dagegen würde sich der Körper mit aller Kraft wehren – wenn er davon wüsste!

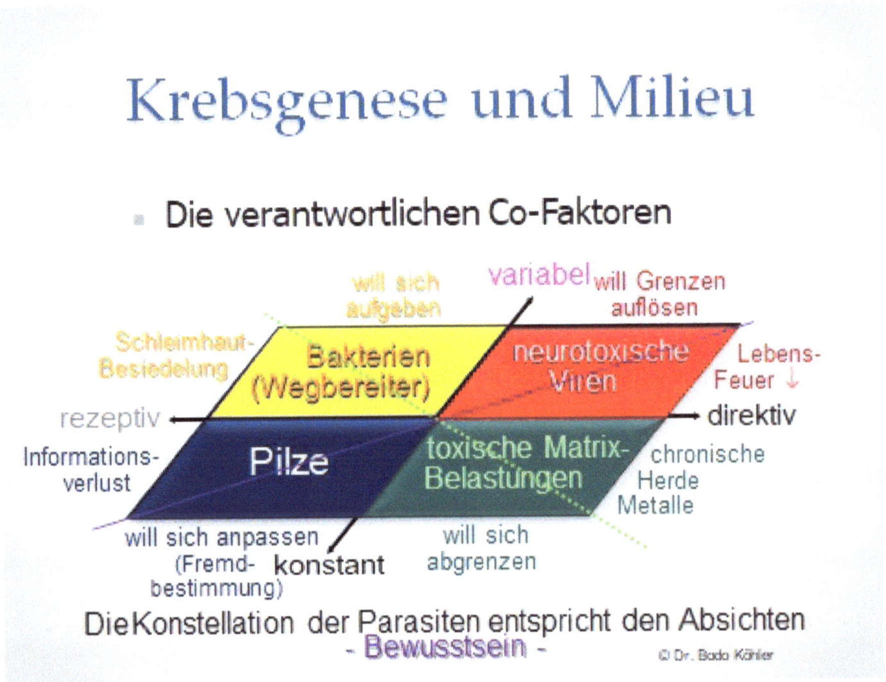

Krebsgenese und Milieu

- Die verantwortlichen Co-Faktoren

will sich aufgeben — variabel — will Grenzen auflösen

Schleimhaut-Besiedelung | **Bakterien (Wegbereiter)** | **neurotoxische Viren** | Lebens-Feuer ↓

rezeptiv ← → direktiv

Informations-verlust | **Pilze** | **toxische Matrix-Belastungen** | chronische Herde Metalle

will sich anpassen (Fremd-bestimmung) — konstant — will sich abgrenzen

Die Konstellation der Parasiten entspricht den Absichten
- Bewusstsein -
© Dr. Bodo Köhler

Abb.5: Die verantwortlichen Co-Faktoren ganzheitlich gesehen

Pilze nehmen jede Chance war, um sich zu vermehren. Und nun beginnt ein Wettlauf mit den Zellen. Die Entstehung des Krebstumors ist demzufolge ein Ausbruchversuch aus der Isolation durch die Pilze und dem damit verbundenen Informationsverlust. Das wird in den verschiedenen Kapiteln detailliert ausgeführt.

3.4.1. Pilzfreundliches Terrain

➢ feucht-warm
➢ geschwächtes Abwehrsystem
➢ hormonelle Veränderungen!
➢ Depots von Schwermetallen oder Aluminium
➢ toxische Belastung durch Umweltgifte
➢ Entzündungsherde, mit oder ohne Keime
➢ Lymphstau
➢ schlechte Blutversorgung, Sauerstoffmangel
➢ pH-Verschiebungen
➢ Lichtmangel (Photonenverlust durch De-Kohärenz)
➢ degenerative Leiden (katabole Stoffwechselentgleisung)
➢ psychische Probleme > Selbstaufgabe; Verlust d. Authentizität

Nicht zu vernachlässigen ist dabei die psychische Situation, die immer den Stand unseres *Bewusstseins* repräsentiert, mit seinen Zielen, Absichten und Emotionen.

So interessant auch die Betrachtung der Mikroben und der Situation im Gewebe sein mag, nichts geschieht ohne das Abrufen von Informationen aus dem Quantenraum (Top-down). Die gesamte Schöpfung ist ein Konstrukt des Bewusstseins. Durch unsere Absichten schaffen wir Realität und beeinflussen damit direkt andere Lebensformen. Das ist deshalb möglich, weil sich sowohl unsere, als auch deren DNS im Quantenzustand befindet und dadurch in der Lage ist, Informationen auszutauschen. Das kann allerdings auch in die falsche Richtung laufen, indem Mikroben unsere Psyche beeinflussen (z.B. Toxoplasmose).

Nach diesen Darlegungen wundert es also nicht, wenn die Gewebe-zellen in so einem Bezirk sich nicht mehr normal verhalten und anfangen zu wuchern. Denn durch diese Milieuveränderungen können Zell-verbände isoliert werden. Sie verlieren damit den Kontakt und die unabdingbare Möglichkeit des Informationsaustauschs.

3.4.2. Kommunikationsverlust

➢ Stammzellen kommunizieren ständig mit dem Gewebe
➢ Fällt die Antwort von dort aus, ist das ein Teilungssignal
➢ Bedingung für neues, *ungebremstes* Wachstum ist *Isolation*
➢ Das führt dann im Gehirn zu Kontrollverlust (kein Feedback)
➢ Besteht ein Elektronenstau, wird das Gewebe stark basisch
➢ Die Mitochondrien benötigen viele Protonen (Säure)
➢ ATP-Synthese kann nicht starten > Zellpotential sinkt ab
➢ Teilung ist nur noch eingeschränkt möglich

Das führt zu kleinen, funktionsunfähigen Zellen > katabole Entgleisung.

3.4.3. Beziehungsverlust

➢ Bedingung für *ungebremste* Vermehrung ist *Isolation*
➢ Beziehungsverlust bedeutet abrupten Informationsverlust
➢ Informationsverlust führt zu (unstrukturierter) Massenzunahme
➢ Dic Informationslücken werden durch Parasiten besetzt
➢ Das kann zu einer Versklavung der Zellen führen
➢ Allein das *Milieu* entscheidet, wie die Zukunft aussehen wird
➢ *Äußere* Milieuveränderung schafft einen neuen Kontext
➢ Dadurch setzt das Bewusstsein neue Prioritäten
➢ Isolation wird durch *neue Beziehungen* ersetzt
➢ Aus neuen Zielen und Aufgaben erwächst Lebensmut

3.4.4. Störfeld und seine Bedeutung

> ➤ Keine Erkrankung ohne Störfeld!
> ➤ Herde zeigen eine Störung der Strukturinformation an,
> ➤ Kein Störfeld ohne belastende Emotionen! (Zeitschiene)
> ➤ Angst → Eintritt NIERE → Gehirn → holografisches Netzwerk
> ➤ *De-Myelinisierung der Nervenfasern durch Mobilfunk!*
> ➤ Kontrollverlust durch das Gehirn
> ➤ Metallablagerungen → Dielektrikum↓ > Parasiten↑

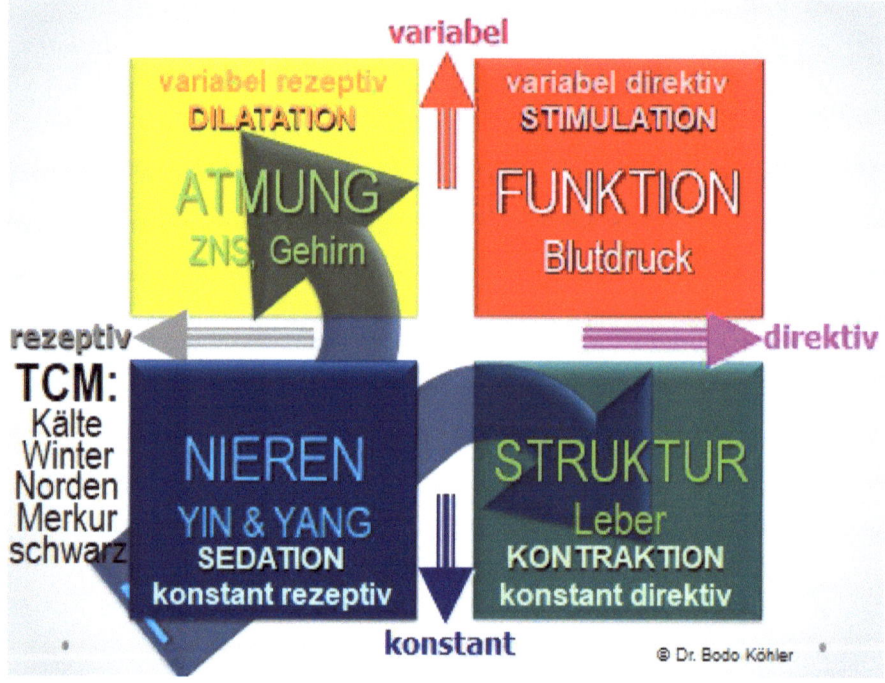

Abb.6: Die Nieren als zentraler Informationsverteiler

3.4.5. Bindungsverlust

> ➤ Krebs ist gestörte innere *Atmung*
> ➤ Krebs ist zerstörte Gewebe-*Struktur*
> ➤ Krebs ist fehlende Kontrolle durch das *Gehirn*

- Krebs ist ein *Nieren*problem!
- Niere enthält Ur-Information
- Niere bedeutet Urvertrauen
- Niere ist Sitz der Lebensenergie
- ***Niere sichert die Existenz durch Bindung!***
- Bindung heißt Kohärenzerhöhung
- Bindung bedeutet *LIEBE*

Jedes Störfeld zeigt eine Nierenstörung – Teile der Seele sind nicht entwickelt. *Niereninformation* dient der *Erhaltung der Struktur* als Voraussetzung für *Funktion*. Sie bilden damit die Schnittstelle zur Separationsachse (Leber).

Im Rahmen des *neuronalen Funktionsmodells* (Kap.4.5.1.) kontrollieren die Nieren auch den gelben und grünen Quadranten im Lüscher-Würfel und über die Integrationsachse den roten (Energiefreisetzung).

Die Nieren bilden außerdem den Ruhepol im Organismus, um in den quantenmechanischen Grundzustand zu kommen. Dieser ist Voraussetzung für jeden Heilungsprozess. Existenzangst, als Hauptbelastung im Sinne der TCM verhindert das. Vertrauen schaffen gehört deshalb zur Hauptaufgabe des Arztes.

3.5. Form und Funktion

- Ohne Form keine Funktion
- Form entsteht durch *gegenläufiges Fließen*
- Arteriell entsteht ein pulsierendes Magnetfeld
- Venös entsteht ein rhythmisches E-Feld
- Ionisierte Moleküle werden elektrisch transportiert
- Krebs hat keinen venösen Abfluss!
- Das Gewebe produziert eine *Mülldeponie*
- Das Magnetfeld überwiegt, das elektrische Feld ist schwach

> ➢ Die Diskrepanz von starkem M-Feld (E-Smog!) und zu wenig Ladungsträgern begünstigt Krebswachstum → Strukturverlust
> ➢ Der Grund ist *mangelnde Ionisationsenergie*
> ➢ Die rhythmische Zirkulation des Blutes ist zu Gunsten des Hineinfließens verschoben

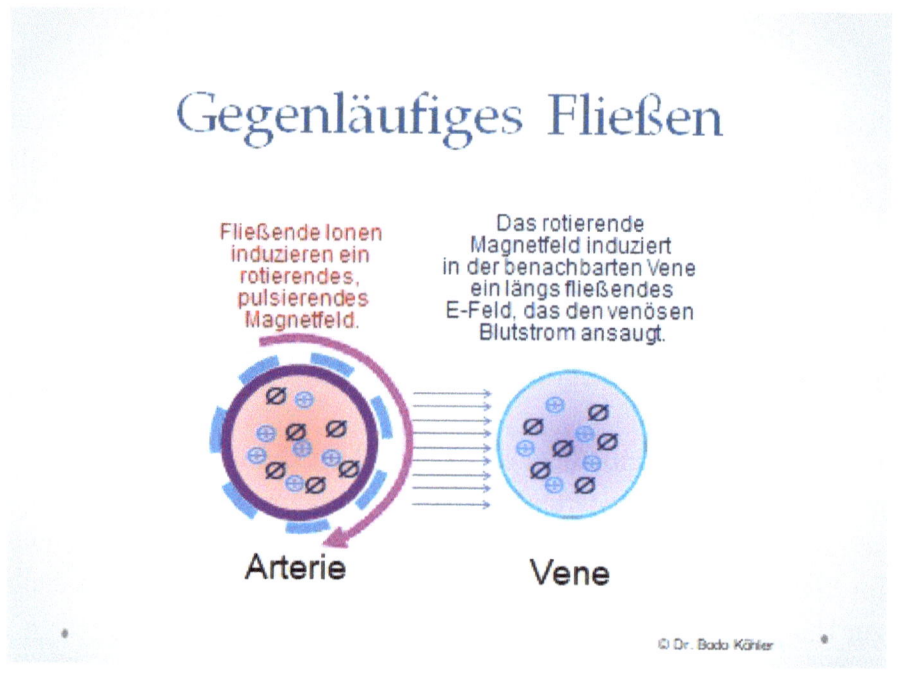

Abb.7: Ladungsverlust erzeugt krebsbegünstigende Stasen

Krebs wächst nicht, sondern breitet sich aus, indem auch gesunde Zellen rekrutiert werden und Krebsstammzellen einwandern. Sogar Zellen des Immunsystems (Makrophagen im M2-Mode) werden zu Krebszellen umprogrammiert.

Das wird begünstigt durch Wärme- und Energieverlust. Die Sonne spielt dabei eine Hauptrolle, da wir Lichtwesen sind und ohne ausreichend Photonen keine Informationsübertragung möglich ist.

US-Pathologe Prof. Dr. Frank Apperly 1941: „Je mehr Sonne, desto weniger Krebs".

3.6. Mitochondrien

Öffnung durch:

➢ NO, CO_2, Acetyl-L-Carnithin

➢ 420 nm λ (UV-Licht)

Schließung durch:

➢ **Calcium**, CO, Abkühlung unter 36,5°C

➢ 450 nm λ (violettes Licht)

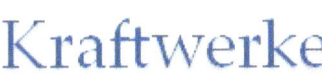

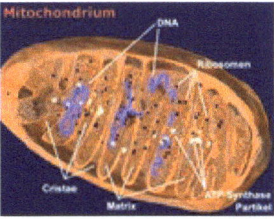

Mitochondrien
- Anzahl 2500 – 3500/Zelle in der Jugend
- eigenes Genom (von der Mutter), kann leichter mutieren
- vorhandene Schäden wurden von der Mutter übertragen
- Gründe: Mangel an Mg!, Zn, Cu, „Vit." D, C, E, $B_{3, 6, 9, 12}$
  Schwermetalle, Fe↑ Pestizide, Bakt., Viren, Pilze
  Mikrowellenstrahlung, Handy, Antennen, DECT
- ATP-Spiegel wird in den Carotiden kontrolliert
- Anstieg durch körperliche Arbeit und Lichtbestrahlung!
- NF-kappaB (Entzündung) induz. Survivin > stoppt Apoptose
- Elektronenleck erzeugt Radikale (Kohlenhydrate↓!!!)

© Dr. Bodo Köhler

Abb.8: Übersicht relevanter Faktoren der Mitochondrien

Es existieren 2 Genome in der Zelle

➢ Das archaische Zell-Genom A (DNS) ist das ältere
➢ Das Mitochondrien-Genom B (ringförmig) ist jünger
➢ Genom B dominiert das Zell-Genom A (DNS)
➢ Bei Krebszellen ist es umgekehrt:
➢ DNS steuert (überwiegende) Energiegewinnung im Zytoplasma

Dadurch bedingte Veränderungen:

➢ Abnahme des Thiolpools (Glutathion, Cystein)
➢ Verschiebung des Redox-Gleichgewichts → Oxydation
➢ Folge: Mitochondrien-Insuffizienz und Dominanzverlust des B-Genoms
➢ Dahinter steht ein Mangel an Protonen und Thyroxin

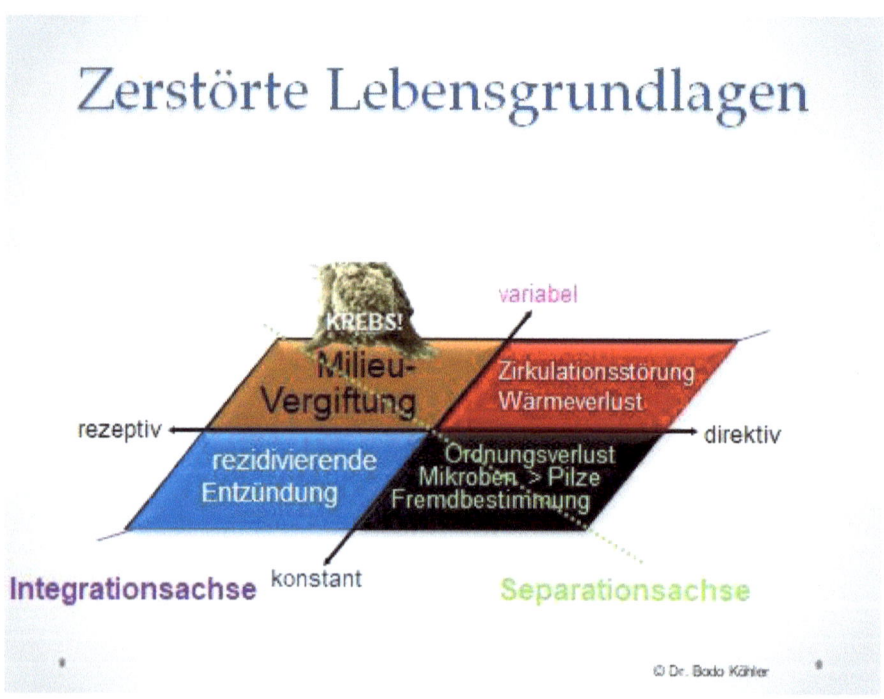

Abb.9: Gewebeveränderungen als Voraussetzung für die Krebsgenese

3.7. Psychische Merkmale

- Krankheit: Blutvergiftung d. Unausgewogenheit – auch Krebs!
- Diskrepanz zw. Wahrnehmung & Verständnis → bipolare Störg.
- Dieser Verlust der Authentizität wird angstvoll empfunden
- Der Sinn von Fakten erschließt sich nicht mehr (ø Bottom-up)
- Kritisches Hinterfragen geht in blinden Glauben über
- Lüscher-Diagnostik: Isolation im gelben Quadranten (Umwelt)
- ++4: übersteigerte Hoffnung und Erwartung für die Zukunft
- - - 4: meine UNFÄHIGKEIT, Veränderungen zuzulassen und mich auf Neues einzustellen (Originaltext M. Lüscher)
- Die Separationsachse ist durch paradoxes Verhalten im *grünen Quadranten* entgleist (vergl. Abb. 1 und 3)
- Die (reziproke) Integrationsachse kann nicht ausgleichen
- Blau ist gegenüber Rot im Mangel
- ***Transformation externer Signale ist dadurch gestört***
- Rot ist überlastet > Blau braucht Unterstützung (Wasser)
- Info-Verlust (Blau) heißt Strukturverlust → Massenzunahme
- Im zeitlosen Quantenzustand (Geist) besteht hohe Potentialität
- Raum-Info und Zell-Info befinden sich in Wechselwirkung
- *Alles* ist möglich; Begrenzung durch fehlende Vorstellungskraft und Angst (- - 4, gelber Quadrant)
- Die Gensequenz wird *sinn*orientiert abgelesen

3.8. Co-Faktoren bei der Entstehung

- Unterdrückte *seelische Bedürfnisse* (Prof. Grossarth-Maticek)
- Fokussierung auf die Erkrankung (→ Bedeutungslosigkeit!)
- *Isolation* (real oder gefühlt)
- Dauerkonflikt, depressives Verlustsyndrom, diabolische Angst
- Unverarbeiteter Schock → vorher den „Weg" bereits verlassen
- Fehlender Lebenssinn / Lebensaufgabe

> Lebensflucht (Gelb); Verlust der Authentizität (Grün) Abb.1+3
> Epiphysenverkalkung (Gl. pinealis) → Kontakt-Unterbrechung
> Fehlernährung (Kohlenhydratmast) → *Pilze!* Zink↓ Vegetarier
> *Hormone* (falsche Abbauwege in der Leber), Transfette
> Allopathika, schädliche NEM, „Vit."D, Calcium, Basenpulver
> Fettleber (NAFLD) *Toxine* → *Mangel an fließender Elektrizität im Bindegewebe*; Geopathie, *Elektro-Smog*
> Magensäuremangel > B12-Mangel, Anämie
> *Parasitenbefall (Pilze, Kokzidien, Bakterien, Viren)*
> Jodmangel (gilt für fast alle Organe) → Thyroxinmangel
> Mangel an Wärme (Ionisationsenergie), *Hypothyreose*
> *Sonnenmangel* (Prof. Apperly: Sonnenmangelerkrankung!)
> Elektronenfehlverteilung (zu wenig frische biologische Kost)
> Magnesium- und Kaliummangel, Calciumüberschuss

Andeutungsweise wurden bereits Hinweise auf Behandlungsmöglichkeiten gegeben. Das wird in Kapitel 4.7. ab Seite 96 weiter ausgeführt. Aber jetzt schon sollte deutlich werden, dass sich ein durchschlagender Erfolg nur mit einem ausgefeilten, individualisierten Konzept erreichen lässt, das alle Facetten berücksichtigt.

Dazu gehört zwingend die *Aufhebung lokaler Stasen*, die Pilzwachstum begünstigen (Blutdrucksenkung ist hier kontraproduktiv), und zwar mit Erhöhung der Herzrate (Jod hochdosiert) durch Anregung der Schilddrüse (unter Herzstützung: Digitalis, Strophanthin), Erhöhung der Ionisationsenergie durch Hitzeanwendungen, aber auch die aktive Anregung *gegenläufigen Fließens* durch lokale, pulsgesteuerte Applikation von Gleichstrom (LYMPHO*DYN*®).

Natürlich fehlen noch der psychische Aspekt sowie die aktive Anhebung der Körperwärme. Das wird ebenfalls in einem späteren Kapitel besprochen. Hier soll nur erst einmal ein Gefühl dafür geweckt werden, dass es sich um eine völlig neue Betrachtung und deshalb ganz anderen Therapieansatz handelt, der die vierpolige, gegenseitige Beeinflussung – die bipolare Wechselwirkung – vollumfänglich berücksichtigt, die sich in allen Lebensbereichen zeigt und am Lüscher-Würfel sehr gut nachvollziehen lässt. So stehen Bakterien und Viren ebenso in einer polaren Beziehung und beeinflussen sich gegenseitig, wie senkrecht dazu Pilze und Schwermetalle (Abb. 5, auf Seite 73). Quecksilber ist z.B. häufig in Candida-Nestern zu finden.

Trotz aller wirksamen Maßnahmen sollte sich der Patient *aktiv* in die Therapie einbringen und sein Leben konsequent neu ordnen.

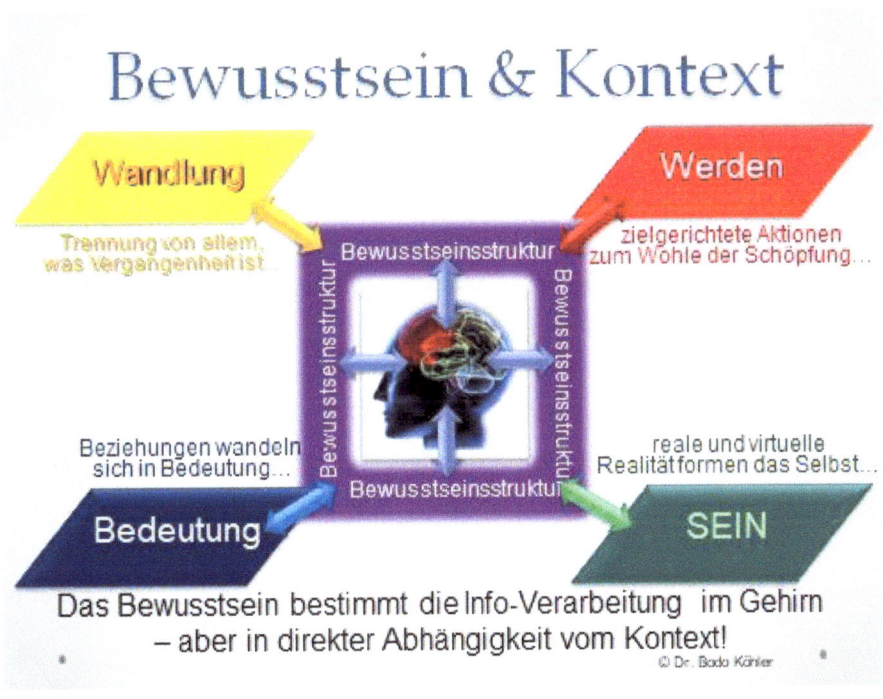

Abb.10: Das Bewusstsein dient dem Ganzen aus einem höheren Sinn

83

Heilung funktioniert dann spontan, wenn der unerschütterliche Glaube an Gottes heilende Liebe zum festen Wissen geworden ist und in der Überzeugung einer *sicheren Heilung* mündet. Dr. B. Zeiger

Die innere Ruhe – nichts wollen, nichts fordern, eigene Zufriedenheit ist Voraussetzung für jeden Heilungsprozess. Um dies anzustreben, sind folgende Maßnahmen hilfreich:

3.9. Quantenmechanischer Grundzustand QM
  - Konfliktlösung!
  - Stressabbau auf allen Ebenen, Herdsanierung, Entgiftung
  - Raumsanierung: Geopathie, E-Smog, Holzbetten, Schaumstoff
  - Situation annehmen, geschehen lassen, nicht kämpfen!
  - Den Sinn des Daseins als Gesamtsystem verkörpern
  - Den Raum einnehmen & verteidigen, sich *als Ganzes* erleben
  - Kohärenz-Therapie mit MRT 503 oder ZMR 703
  - Meditation, Gebete, Yoga
  - Klassische Musik
  - Baden in warmem Salz-Wasser (Ur-Meer)
  - Kraftorte aufsuchen
  - Waldspaziergänge

3.9.1. Steuerfunktion des Gehirns
  - Querdurchflutung mit Kurzwelle (nach Dr. Schliephake)
  - Umpolung des Gleichstromsystems (viele Stunden NEC 708)
  - lokale Korrektur des Zellstoffwechsels (nach Prof. Schole)
  - Übertragung der Tumor-Info mit Equalizer EQ 103 / MRT 503 auf die entsprechende Hirnregion (Rückkopplung!)

3.9.2. Neuausrichtung

- ➢ Kontext!
- ➢ Umgestaltung des Raumes, Platzwechsel, Wohnungswechsel...
- ➢ Begeisterung für neue Ziele, Aufgaben für das Leben (Gelb)
- ➢ keine Sorgen mehr machen, Leben bis zum Anschlag (Rot)
- ➢ Spin-Flip: Leben in bedingungsloser Liebe in Gott (Blau)
- ➢ *Entwicklung eines Diener-Bewusstseins für Gottes Reich*

Erkenntnisse

Ein Kardinalfehler der Krebsforschung ist die Fokussierung auf den Tumor. Dieser kann jedoch nur entstehen, wenn das Milieu vergiftet ist. Unzureichende Entgiftung(smaßnahmen) belastet(n) die Matrix. Fehlernährung, Umweltgifte und **Elektrosmog** *sind Hauptübel.*

Lokaler Lymphstau, Mikrozirkulationsstörung, Sauerstoffmangel, CO_2-Anreicherung, Licht- und Elektronenmangel sind ideale Bedingungen für Pilzwachstum. Verstärkend wirken Kälte, chronische Herde und Schwermetall-Depots. Bakterien und Viren spielen die Rolle von Co-Faktoren. Sie können die Ausbreitung von Pilzen triggern.

Aber nichts dergleichen wäre möglich, wenn das Gehirn nicht seine Kontrollfunktion verloren hätte. Dafür ist eine lokale, toxische Nervendegeneration verantwortlich. Impfschäden und spätere Virusinfektionen können das bewirken, aber auch Mobilfunk.

Pilzgifte lähmen das Nervensystem, schädigen Immunsystem, Leber und Nieren.

Pilze isolieren Zellverbände, unterbinden damit die Kommunikation. Die Zellen versuchen einen Neustart durch Wachstum. Der Krebstumor kann deshalb als Zweitembryo verstanden werden.

Pilze und andere Parasiten sind aber nur Indikatoren für das vergiftete Milieu und den Kontrollverlust. Antimykotika o.ä. sind deshalb kontraproduktiv. Allein die gründliche Milieusanierung kann Paroli bieten in diesem Verdrängungswettbewerb.

Fixierung auf den Tumor (jede Untersuchung!) verhindert Transformation. Die „Blutvergiftung durch Unausgewogenheit" verlangt den Ausgleich auf allen Ebenen. Neben therapeutischen Maßnahmen ist Transzendenz notwendig. Nichts geschieht ohne höheren Sinn. Jede Krankheit ist der sichtbare Ausdruck, dass dieser Patient seiner Bestimmung nicht gefolgt ist und den Weg verlassen hat.

Schon an dieser Stelle wird deutlich, dass sich Krankheiten nicht nur auf einer materiellen Ebene abspielen. Es gibt immer mehrere Facetten, die wie Fächer ineinandergreifen. So lässt sich auch die Krebsentwicklung als komplexes, dynamisches Geschehen begreifen. Das hat den Vorteil, dass wir nicht alle Ebenen behandeln müssen, sondern nur jene, zu denen wir den besten Zugang haben. Trotzdem wirkt es sich immer auf das Gesamtgeschehen aus.

Patienten, zu denen wir einen „guten Draht" haben, werden auf der mentalen Ebene leichter erreichbar sein, als rein materialistisch orientierte Kranke, die besser auf „technische" Methoden ansprechen wie z.B. physikalische Therapie oder Infusionen.

4. Versuch einer Strukturierung

Unter dem Aspekt, dass Krebs als logische Folge einer unzureichenden Entgiftungsfähigkeit anzusehen ist, mit dem Ergebnis einer toxischen Matrixbelastung, bei dadurch ausgelöstem Kontrollverlust durch das Gehirn, dann ist unmissverständlich klar, wo eine erfolgreiche Therapie ansetzen muss. Aber es gibt viele Optionen. Deshalb versuche ich es mit einer Strukturierung.

Die 4 Faktoren der Krebsentstehung

➢ *Kein* Krebs ohne Kontrollverlust durch das Gehirn
- Nervendegeneration d. Toxine, Impfungen, Viren, Handy

➢ *Kein* Krebs ohne mangelnde Ionisationsenergie > Ladung ↓
- Fehlt Wärme, fehlen Ladungsträger > Lymphstau, ATP ↓

➢ *Kein* Krebs ohne Matrixvergiftung und Entzündungsherde
- Sämtliche Ablagerungen zerstören das Dielektrum

➢ *Kein* Krebs ohne Parasitenbefall > Informationsverlust
- Pilze u.a. bewirken eine Isolation der Trophoblasten

4.1. Körperwärme

37°C Körpertemperatur ist die Basis für alle Stoffwechselprozesse. Schon nach Absinken unter 36,5°C wird kein ATP mehr gebildet.
In diesem Zusammenhang rückt die Ionisations-Energie in den Focus, weil die Moleküle nur im ionisierten Zustand verarbeitet werden können. Bei der Synthese werden die einzelnen Bausteine via elektrische Feldlinien geordnet und zusammengeführt.

Die Fähigkeit, im Bedarfsfall genügend Wärme zu produzieren, ist bei den meisten Krebspatienten schon lange vor Ausbruch der Erkrankung verlorengegangen. Auf die Frage, wann sie das letzte Mal Fieber hatten, müssen sie oft lange nachdenken.
Übrigens gilt Krebs in der TCM als Kältekrankheit.

Verantwortlich für die Körperwärme ist die Schilddrüse. Sie rückt bei allen Überlegungen stark in den Vordergrund. In der Bevölkerung besteht nicht nur ein gravierender Mangel an Magnesium, sondern auch an Jod. Das hängt damit zusammen, dass nicht nur die Schilddrüse, sondern fast alle Organe Jodrezeptoren haben. Die Leber hat sogar zwei. Die Zufuhr über die Nahrung reicht nicht aus, da der Gesamtbedarf im Bereich von Milligramm (statt µg) liegt. Außerdem essen nur wenige Menschen täglich Meeresfisch. Wegen der damit verbundenen Schwermetallbelastung ist das auch nicht zu empfehlen.

Die Schilddrüsenfunktion lässt sich recht gut am Temperaturempfinden kontrollieren. Wer leicht friert, hat ein Problem. Bei den Laborwerten sollte darauf geachtet werden, dass der Normwert für TSH entgegen den üblichen Angaben zwischen 0,8 und 1,2 liegt, nicht mehr und nicht weniger.

Es sollte außerdem Selen, Zink und Progesteron mitbestimmt werden, da sich Mangelzustände auch auf die Thyroxin-Produktion auswirken.

Im Umkehrschluss wird verständlich, warum Wärmeanwendungen, z.B. Rotlicht, aber insbesondere Hyperthermie so gute Wirkungen zeigen. Bei der Sauna kommt noch ein zusätzlicher Effekt zum Tragen – die Hormesis durch den starken Abkühlungsreiz.

4.2. Mikrozirkulation und Lymphe
Nicht nur die Entgiftungsleistung ist von der normalen Körpertemperatur abhängig, sondern auch die Mikrozirkulation. Ist der Blutdruck zu niedrig, oder das Herz schwach, kommt es zu lokalen Blutstasen, die durch Kälte (Gefäßkonstriktion), aber auch lokale Säure (Herd) zusätzlich gefördert werden. Durch Flüssigkeitsmangel und Bewegungsarmut wird das noch verstärkt.

Weil von der Blutzirkulation auch die Sauerstoffversorgung abhängt, ist in diesen Arealen mit pH-Verschiebungen zu rechnen. Diese Veränderungen des Milieus schwächen die Abwehrleistung und bereiten den Boden für Parasiten, insbesondere Pilze.

Es muss deshalb ein vorrangiges Interesse daran bestehen, Lymphe und Mikrozirkulation wieder in Gang zu bringen. Wie in Abb. 7 S. 78 gezeigt, spielen hier die Ladungsträger die entscheidende Rolle. Deshalb gewinnt der vorherige Punkt zusätzliche Bedeutung, denn ohne Ionisationsenergie stehen diese nicht ausreichend zur Verfügung. Eine weitere Notwendigkeit ist das arteriell induzierte elektrische Feld für den venösen Rücktransport, das sich bei schlechter Zirkulation nur unzureichend ausbilden kann. Hier kann eine Stimulation mit gepulstem Gleichstrom von außen hilfreich sein (z.B. LYMPHO*DYN*®).

4.3. Die Matrix als Dielektrikum

Beim Medizinstudium gehört Physik nur bis zum Physikum zur Ausbildung, was ein gewaltiger Fehler ist. Viele Körperfunktionen beruhen auf physikalischen Prozessen und können nur mit dem entsprechendem Wissen verstanden und interpretiert werden.

Der Mensch ist ein elektrisches System, das durch Ladungsunterschiede unter Spannung gehalten wird. Erst mit dem Tod brechen alle Ladungen in sich zusammen. Bei Entzündungsprozessen geschieht das örtlich schon viel früher, was den Umschlag in die Degeneration erklärt.

Die Matrix fungiert durch ihren Gehalt an Silizium als Halbleiter. Sie lässt Elektronen nicht nur in eine bestimmte Richtung fließen, sondern wirkt auch als Elektronen-Speicher (Dielektrikum). Ablagerungen können diese Eigenschaft zunichtemachen, vor allem Metalle. Die Bindegewebe-Matrix kann dann ihrer Aufgabe als Grundregulationssystem nicht mehr gerecht werden.

Besondere Beachtung sollten in diesem Zusammenhang denaturierte Fette finden (n. J. Budwig) sowie Schwermetalle und natürlich Störfelder (vergl. Kap. 1.3.2, 1.5.3. sowie 3.4.4.).

Unverzichtbar für jeden Heilungsprozess ist deshalb die gründliche Reinigung und Sanierung der Matrix (siehe Kap. 4.7.1. Seite 98).

4.4. Parasiten

Das Bewusstsein für Parasiten ist erst wieder durch Hulda Clark in die Öffentlichkeit gerückt worden. Früher gehörten Krätze, Flöhe, Läuse, Würmer u.a. zum Leben dazu – wenn die Hygiene fehlte. Weniger präsent waren Pilze, da sie nur im Mikroskop sichtbar sind. Trotzdem spielen sie seit alters her eine große Rolle. Zu den bekanntesten Vertretern gehören Candida albicans und der viel gefährlichere Aspergillus flavus (Schimmelpilz). Vergl. Kap.3.2. Seite 64.

Der Schweizer Pilzforscher Bruno Häfeli hatte jahrzehntelang umfangreiches Material zusammengestellt und auch Videos über die Ausbreitung im Organismus gedreht, wobei das Erschreckende die Geschwindigkeit und ihre Wandlungsfähigkeit sind. Sie können sich an jedes Milieu anpassen und als Sporen Jahrtausende überdauern (siehe Pharaonengräber).

Wir müssen leider die Illusion aufgeben, dass eine wirksame Pilz-Therapie möglich wäre. Mit den bekannten Antimykotika treffen wir sie nicht, sondern induzieren nur eine andere, deutlich resistentere Lebensform.

Paroli lässt sich nur bieten durch ein gesundes Milieu, das unserem Abwehrsystem die besten Voraussetzungen bietet, um das Gewebe freizuhalten von Mikroben. Das gelingt aber mit zunehmendem Alter immer schlechter. Wir müssen deshalb endlich akzeptieren, dass Pilze in unserem Körper keine Infektion darstellen, sondern es sich um einen Dauerzustand handelt – eine erzwungene Symbiose – was immer mehr zur Normalität wird, weil Pilze jede freiwerdende Nische nutzen und sich ausbreiten.

Manche Pilze sind durchaus nützlich. Alle bisher bekannten endogenen Formen sind jedoch schädlich, u.U. extrem. Sie produzieren Toxine (siehe Punkt 3.2.1. und 3.2.1.1), die starke Zellgifte darstellen. Gleichzeitig führen sie zu einer Isolation der Zellen, die dadurch vom Informationsaustausch mit den Nachbarzellen abgeschnitten sind.

Kokzidien haben ähnlich negative Effekte, sind aber ausschließlich im Colon lokalisiert, weshalb Prof. Albert Adamkiewicz (Uni Wien) sie als Co-Faktor des Dickdarmkrebses angesehen hat, insbesondere die Form Sarcocystis.

4.4.1. Isolation

Dieser Begriff hat eine Schlüsselstellung bei der Krebsentstehung. Wie schon W. Zöch ausführte, müssen wir von einem embryonalen Trophoblasten ausgehen, der den Tumor entstehen lässt, genauso, wie Stammzellen zu Gewebezellen heranwachsen. Allerdings mit dem Unterschied, dass eingewanderte Stammzellen von den Nachbarzellen mit den notwendigen Informationen für die Ausdifferenzierung versorgt werden können, der durch Pilze isolierte Trophoblast aber nicht.

Die Informationsübertragung geschieht mit sog. Energie- & Informations-Austausch-Komplexen EIAK. Das ist ein Gas von π-Elektronen, die informationstragende Sonnen-Photonen in sich tragen, bzw. aus ihnen unter bestimmten, sehr sensiblen Resonanzbedingungen entstanden sind (Abb. 2, Seite 23). Pilze (und andere Parasiten) können diese Informationsfelder erheblich stören, weil sie sehr kohärent schwingen.

An dieser Stelle muss in aller Deutlichkeit darauf abgehoben werden, dass sämtliche Körperfunktionen Bewusstseinsaspekte darstellen, die ohne ein, zwischen Materie und Geist vermittelndes Medium nicht möglich sind. In der Quantenmechanik geht man von einem Quantenzustand aus, der für das Wirken unserer Seele unabdingbar ist.

Unsere Seele treibt uns über *Bedürfnisse* an, um in vollen Zügen zu leben und Erfahrungen zu sammeln. Dazu gehören viele wechselnde Beziehungen auf allen Ebenen und intensive Kommunikation. Jede Verweigerung aus Angst vor dem Leben, jede Selbst-Zurücknahme bis hin zur Isolation, ist absolut gesundheitsschädlich. Es können auch plötzliche Ereignisse sein durch Verlust. Eine solche Entwurzelung kann der Auslöser für Krebs sein. Nicht selten entsteht dabei der Wunsch, zu sterben.

Angstabbau, Aufarbeitung von Traumata, Schocklösung und die Generierung von neuem Vertrauen sind zentraler Bestandteil jeder Therapie.

4.5. Neuronaler Regelkreis

Sämtliche Zustände und alle Aktionen im Organismus werden dem Gehirn über afferente Fasern gemeldet. Erstaunlicherweise wurden bei Patientinnen mit Mamma-Ca weniger oder gar keine Verbindungen zum Rückenmarksstrang gefunden! Durch dieses Informationsdefizit muss es automatisch zu Fehlsteuerungen kommen. Zu erwarten sind verstärkte Wachstumssignale, weil das betreffende Areal ohne Rückmeldung zwangsläufig als „leer" registriert wird. Andererseits können sich Entzündungsherde und Pilznester ungestört entwickeln.

Die Frage erhebt sich natürlich nach der Ursache des Faserverlustes. Neben den oben bereits genannten Gründen kommt ein weiterer Auslöser ins Spiel: Nerven bilden sich bei Nichtgebrauch zurück, z.B. wenn die **Rezeptoren im Gewebe blockiert** sind. Alkaloide sind Pilzgifte, die Hormonen ähnlich und zu diesen Blockaden fähig sind.

F. Bösser hatte zu seiner Zeit bereits gute Erfolge mit **Antidots**, z.B. Mutterkorn. Aber auch Grüntee-Extrakt wirkt in diese Richtung, ebenso Tannin.

Früher wurden Cholesterin-Infusionen erfolgreich eingesetzt. Das macht deshalb Sinn, weil die in ihrer Strukturformel ähnlichen Alkaloide damit kompetitiv verdrängt werden können.
Vor der Antibiotika-Ära gehörte Cholesterin ebenfalls zum therapeutischem Repertoire und konnte Leben retten, da es als wichtiger Membranbestandteil die Zellen vor Angriffen schützt.

Der Verlust an afferenten Nerven stellt ein schweres Heilungshindernis dar und erhöht die Gefahr von Rezidiven. Zur Überbrückung sollte mit Biofeedback das zugehörige Gehirnareal mit den fehlenden Informationen versorgt werden. Dazu eignet sich u.a. das MRT 503 und der Equalizer EQ 103.

4.5.1. Archaisches Gleichstromsystem

Neben dem bekannten komplexen Nervensystem existiert immer noch die Urform, die z.B. bei Lurchen anzutreffen ist. Es handelt sich um ein Gleichstromsystem, das über die Schwann'schen Scheiden funktioniert und ein neuronales Netzwerk bildet. Das Besondere daran ist die Polung (Stirn negativ, hinten positiv), die sich im Krankheitsfall umkehren kann, so dass u.U. gleiche Therapiereize konträr beantwortet werden. Ein Schlafmittel kann dann beispielsweise munter machen.

Das ist noch lange nicht alles. Dieses Netzwerk bildet Maser-Holo-gramme (im Mikrowellenbereich), die sämtliche Strukturen abbilden. Das sind praktisch die Leitschienen, in die unsere Zellen hinein-wachsen und Organe bilden. Und hier liegt gleichzeitig das Problem.
Da es sich um Mikrowellen handelt, die Interferenzen bilden, können sie durch Überlagerung mit anderen Mikrowellen (Mobilfunk) inter-ferieren und erheblich gestört werden. Das betrifft übrigens auch die oben beschriebenen EIAK.

Hinzu kommt, dass Handy & Co. zu einer De-Myelinisierung der Ner-ven führen und somit die Grundlage für diese Hologramme zerstören. So lassen sich die krebsfördernden Effekte technischer Strahlung, aber auch geopathischer Störzonen physikalisch erklären.
Absoluter Verzicht auf diese Kommunikationstechniken ist deshalb zwingend erforderlich.

4.6. Integration

Krebs bedeutet Separation, Ausbruch aus der bestehenden Ordnung, Verlust der Kohärenz und damit des Zusammenhalts der Zellen und Gewebe. Selten wird allerdings in diesem Zusammenhang über die Voraussetzungen gesprochen, die ein lebendes System für seine Erhal-tung und ständige Erneuerung braucht.

Materie ist allein nicht in der Lage, Leben zu generieren, auch wenn das immer wieder versucht wird. Die materiellen Bestandteile benöti-gen einen Plan und eine Kraft, die sie zusammenfügt. Von der Quan-tenmechanik wissen wir, dass Materie intelligente Verhaltensweisen zeigen kann. Aber wie soll das funktionieren mit hirnlosen Bausteinen?

Es funktioniert natürlich nicht ohne ein steuerndes Element im Hinter-grund, und das ist nichts anderes, als unsere Seele.

Sämtliche Aktivitäten unseres Organismus, bis hinein in den Zell-stoffwechsel, sind Ausdruck der intelligent wirkenden Kraft unserer Seele, die als Mittler zwischen Geist und Materie fungiert.

Die Seele macht nichts Sinnloses. Sie verfolgt den im Geist festge-schriebenen göttlichen Plan, als Ausdruck des höheren Bewusstseins. Wenn wir mit unseren Gedanken und Taten dazwischengrätschen, wird das kurzfristig geduldet. Jeder darf Fehler machen. Wenn die Abwei-chung jedoch immer größer wird, werden wir mit Symptomen gewarnt. Die nächste Stufe ist dann eine Krankheit (z.B. Entzündung mit Herd-charakter). Wenn es überhaupt keine Einsicht gibt, folgt als logische Konsequenz irgendwann Krebs.

Diese philosophische Sicht mag nicht immer zutreffen, weil bekannter-maßen auch andere Gründe vorliegen können. Aber daran wird das Prinzip deutlich. Wir sind geistige Wesen, die der gesamten Schöpfung dienen (sollen), aber oft genug den materiellen Verlockungen nicht widerstehen können. Und hier wird ein gravierender Mangel deutlich: Gottes Schöpfung ist ein Konstrukt der Liebe. Wir werden durchflutet von ihr und können das spüren, wenn wir in Resonanz damit gehen, z.B. im Gebet oder einer Meditation.

„Liebe ist die Kraft, die das Universum zusammenhält." H.-P. Dürr

Wir können uns jedoch sehr leicht aus dieser Liebe ausklinken, indem wir bestimmte Aspekte des Lebens ablehnen. Nichts ist per se schlecht. Es hängt einzig und allein von unserer **Beurteilung** ab. René Egli aus der Schweiz schreibt in seinem Buch ‚Das LoLa-Prinzip': „Das ganze Elend auf dieser Erde beginnt mit Werten und Bewerten."

Mit der Ablehnung von Situationen oder bestimmten Menschen schrän-ken wir den Handlungsradius unserer Seele immer mehr ein. Das wirkt sich nach dem Hermetischen Gesetz auf unsere Struktur und die Funktion aus. Was nicht gebraucht wird, bildet sich zurück. Auf diese Weise treten wir eine Entwicklung los, die nach vielen Jahren ‚völlig unerwartet' in Krebs münden kann.

Ohne einen liebevollen Umgang mit uns und der gesamten Schöpfung ist Gesundheit und Wohlergehen auf Dauer nicht zu erreichen. Dorthin muss der Krebspatient (und auch jeder andere chronisch Kranke) wieder kommen. Und das geht nur über Transformation aller „negativen" Erlebnisse und Erinnerungen durch eine neu gewonnene Sichtweise. Vergeben und Verzeihen, Aufarbeitung sämtlicher belastenden Ereignisse und Rückkehr in den quantenmechanischen Grundzustand ist die Hauptarbeit, die der Patient selber leisten muss. Dann hat auch eine schwere Erkrankung ihren Sinn erfüllt. Das ist das Gesetz.

4.7. Therapiekonzepte

Obwohl bei jeder chronischen Erkrankung der Funktionsverlust des Grundregulationssystems nach Alfred Pischinger – unserer Matrix – ursächlich im Vordergrund steht, unterscheidet sich die Krebserkrankung davon in einem wesentlichen Punkt:

Eine Krebsgeschwulst kann nur entstehen bei **Kontrollverlust durch das Gehirn** und Störung des, alle Zellen und Organe durchdringenden, **holografischen Musters der Maserstrahlung.**

Vordergründiges Ziel muss es also sein, dafür wieder die Voraussetzungen zu schaffen.

Eine umfassende Therapie gliedert sich deshalb auf in

➢ Unterstützung der Nervenregeneration und Vermeidung schädigender Agenzien (Handy, W-LAN, DECT-Telefon), um das für Struktur und Ordnung unabdingbare Maser-Hologramm wieder zu gewährleisten.

> Erhöhung d. Ionisationsenergie durch Schilddrüsenaktivierung (Thyroxin fördert auch Neurogenese). Die Körpertemperatur von 37°C erzeugt nicht nur Wohlbefinden, sondern ist Voraussetzung für die ATP-Produktion.

> Anregung der Entgiftungsfunktion und Unterstützung von Nieren, Darm und Leber sind eine sine qua non, denn wegen unzureichender Leistung konnten die Matrixbelastungen überhaupt erst entstehen. Auch hier spielt die Körperwärme mit.

> Die Initiierung eines Bewusstseinswandels der Patienten durch Aufklärung, Übernahme von Verantwortung und Selbstliebe darf bei keiner Behandlung zu kurz kommen. Andernfalls können wir nicht von Heilung sprechen.

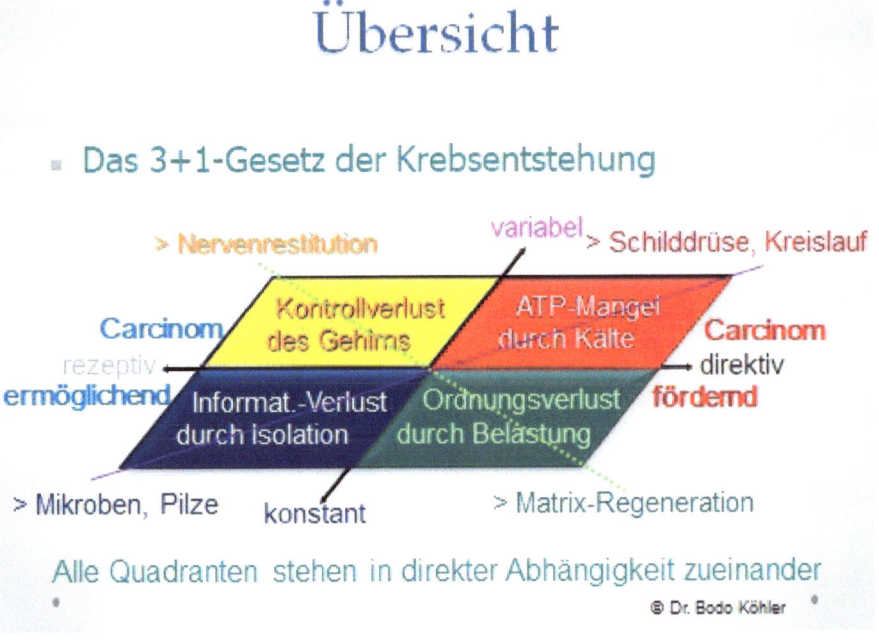

Abb.11: Ursachen für die Krebsentwicklung und Maßnahmen

Krebs ist heilbar, aber nicht von außen. Dafür muss das Wissen und die Überzeugung gemeinsam mit den Patienten erarbeitet werden. Das ist oft mühsam und schlägt nicht selten fehl. Viele Patienten sind mutlos und haben resigniert, weil sie meist erst im fortgeschrittenen Zustand „eine Alternative" ausprobieren wollten. Das ist ihnen nicht vorzuwerfen, da es ein Problem der fehlenden, *umfassenden* onkologischen Ausbildung vieler Kollegen ist.

Es geht gar nicht darum, einen unliebsamen Tumor 'wegzumachen', sondern um Re-Integration abgespaltener Bereiche.

Wenn es möglich ist, die Geschwulst ohne zusätzlichen Schaden der Patienten zu entfernen, kann das sehr hilfreich sein, um Angst abzubauen, ist aber nicht vordergründiges Ziel.

Praktische Umsetzung

Es gibt Methoden, die sofort ihre Wirkung zeigen; andere dauern länger. Da Angstabbau und Vertrauen schaffen zu den notwendigen Heilungsvoraussetzungen zählen, sind schnelle Erfolge wichtig. Am Wohlbefinden würde sich sofort zeigen, dass die Behandlung greift.

Da die multiplen stofflichen Belastungen der Matrix, zusammen mit den nie zu vernachlässigenden Mikroben, eine schwere Bürde sind, stehen Entgiftungsmaßnahmen an vorderster Front.

Je nach Compliance sind folgende Methoden ausgesprochen hilfreich:

4.7.1. Matrix-Entgiftung und Regeneration
- Trinkkur mit ca. 4-5 l Quellwasser täglich (> 21°C)
- viel Grüntee, 10 Min. gekochtes Wasser (Ayurveda)
- Matrix-Regenerations-Therapie mit MRT 503
- Bindegewebsmassagen & Lymphdrainagen (ø Kontraindikation)
- LYMPHO*DYN*® und ZMR/Vortex lokal an der Tumorregion

- Herdsanierung mit BIT, Procain oder chirurgisch, z.B. Zähne
- Nierenunterstützung (Schachtelhalm, Goldrute), ZMR/Vortex
- Ölziehen, Leberentgiftung nach Moritz, Öleinläufe (Budwig),
- Einläufe mit biologischem Mexikanischem Hochlandkaffee
- Colonhydro-Therapie und Darmsymbionten, Colostrum
- Procain-Infusionen (ohne Bikarbonat-Zusatz)
- Eigenblut-Therapie, HOT, Ozon-Hochdosis-Therapie
- Baunscheidtieren, Ausleitverfahren nach Aschner
- hilfreich: Hitze (Hyperthermie, Rotlicht, Sauna)
- Lugol'sche Lösung (PF $\rightarrow$ 120) unter Herzstützung (Digitalis)
- Durchblutung$\uparrow$, Abfluss$\uparrow$ (venös, Lymphe > LYMPHO*DYN*$^{®}$)
- Licht-Therapie (Laser lokal, Rotlicht), Rotlichtlaser i.v.
- pH-Verschiebung mit Säuren (Citrus, Essig) > neutral
- rektale Ozon-Insufflation
- Balneotherapie (Stanger, Kneipp)
- kürzeres oder längeres Fasten (nach Konstitution)
- schweißtreibende sportliche Betätigung, Hormesis
- Grundton-Therapie nach Prof. Vemu Mukunda
- Klangliege, lokale Sound-Applikation
- richtige Polung des Gleichstromsystems $\rightarrow$ NEC 708
- kohärente Photonen $\rightarrow$ ZMR/Vortex, MRT 503, Equalizer EQ
- Elektronen + Protonen $\rightarrow$ Budwig-Kost, MRT 503

Mit den aufgeführten Abkürzungen sind Therapieverfahren der Biophysikalischen Informations-Therapie BIT gemeint (siehe unter Literatur „Biophysikalische Informations-Therapie BIT").

Diese und andere Verfahren dienen auch dazu, das Körperwasser mit den gespeicherten pathologischen Informationen nach und nach auszutauschen, den pH-Wert im Gewebe (Norm 7,0) auszugleichen und dessen Tag-Nacht-Rhythmik wieder herzustellen.

Der Erfolg zeigt sich im Urin: morgens ca. pH 5, mittags 7, abends 5. Das hat nichts mit dem Gewebe-pH zu tun, sondern spiegelt die Funktion der Leber wider. Stimmt der oben beschriebene Rhythmus, ist das eine der Voraussetzungen für die normale Entgiftungsfunktion.

Der Rhythmus kann unterstützt werden durch Methionin (SAM-e) abends und Kaliumcitrat morgens. Die Dosierung richtet sich nach dem Urin-pH.

4.7.1.1. Abbau von Pilzgiften

> - Pilze lassen sich nicht töten; sie transformieren unter Stress
> - Heilpilze (Bierhefe! Reishi, Maitake, Shitake, Chaga u.a.)
> - Avermectine (Ivermectin) „Scabioral“, „Driponin“
> - Pilz-Nosoden (nach Testung)
> - toxische Alkaloide mit Cholesterin-Infusionen neutralisieren
> - Eigenblut-Therapie
> - Plasmapherese oder Apherese
> - Tannin, CurSiMag, *Secale cornutum D3*
> - saure Substanzen: Zitronen-Püree (mit Schale), Essig > basisch
> - Ernährungsumstellung nach Blutgruppe;
> - Kohlenhydrate↓ Omega-Öle↑ (Krillöl)
> - **Kokzidien:** Kaffee-Einläufe, Colonhydro-Therapie, Ozon lokal
> - Oregano, Knoblauch, Propolis, Kokosöl, Taraxacum
> - Bewegungstraining
> - *Sonne!* → Ionisationsenergie

4.7.1.2. Adjuvante Verfahren

> - Galvano-Therapie nach Pekar/Nordenström
> - lokale Radiotherapie (Prostata)
> - Hormone (Mamma- & Prostata-Ca) Testost., Progest., Östriol
> - ELDI-Öle n. J. Budwig, Leinöl-Quark-Diät
> - lokale Lasertherapie (Metastasen, Prof. Vogel FFM)

- Gerson-Therapie (Tijuana Mexiko, Gemüse-Säfte, Einläufe)
- Lepra-Modell (ZMR/Vortex, Behandlung mit Erbnosoden)
- Banerji-Homöopathie, Ayurveda
- Stammzelltherapie (Dr. Nesselhut), THX- und PPX-Kur
- aktive Fiebertherapie (Viren, Dr. Thaller)
- Grundton-Therapie (Prof. Vemu Mukunda)
- Autonomie-Training (Prof. Grosshardt-Maticek)
- Lach-Therapie
- Zweitierpassage (mit Serum)

4.7.1.3. Medikamente und NEM

- Zeolith (KlinSiMag / CurSiMag)
- proteolytische Enzyme (Wobe-Mugos)
- Mineralstoffe und Vitamine nach Test, MAP (Aminosäuren),
- α-Liponsäure, Acetyl-Carnitin, S-Acetyl-Glutathion-Infusion
- Metformin (Geißraute), Tagamet
- Leberaktivierung (Silymarin, Taraxacum, Ornithin, Gelum)
- NO-Aktivierung (Arginin 4g abds.)
- Mistel, Afrikanischer Weihrauch
- Houttuynia, Takuna (antiviral bei Herpes, EBV, Cytomegalie)
- Banderol, Samento (antibakteriell bei Borrelia, Chlamydien)
- Nosoden von Bakterien, Viren, Impfungen (nach Testung)
- Resveratrol (Rotwein), Astragalus
- Terpene (äther. Öle z.B. Limonen, Fenchel, Kümmel, Pfefferminz, Rosmarin), Baldrian, Oliven; Ginkgo, Nelken, Birkenrinde; Carotinoide, Piperin (schwarzer Pfeffer)
- Apfelschalen, Stachelbeere Heidelbeere (gek.), Wildkräuter, Catechine (Kakao, Grüntee)
- Jod, Selen, Zink, Magnesium, Tyrosin (siehe Kap. 4.7.3)
- Herzstärkung mit Glykosiden, Weißdorn, Q 10, NADH
- Melatonin hochdosiert (20 mg abds.), 5-HTP, SAM-e

➢ Glucosa-K2 (Epiphysen-Entkalkung, BGW-Erneuerung)
➢ Bach-Blüten, Low dose Naltrexon (Schizophrenie, Sucht)
➢ Peroxodischwefelsäure (stark verdünnt 3TL tägl.) Radikale ↑

Mit dieser speziellen Schwefelsäure ($H_2S_2O_8$) wird die Radikalbildung in der Tumorzelle angeregt, was die Ausdifferenzierung fördert.

Diese Aufzählung ist keinesfalls vollständig. Im weiteren Verlauf werden noch einige Aspekte hinzukommen. Es sollen vor allem Denkanstöße gegeben werden. Aber es kann nicht oft genug wiederholt werden: Zuerst oder parallel, niemals jedoch zuletzt, sollte das Milieu saniert und die dafür verantwortlichen Ursachen eliminiert werden!

Um gezielt den Parasiten das Leben schwerzumachen und verlorenes Terrain zurückzuholen, sind die empfohlenen Maßnahmen entsprechend Punkt 4.7.3. dringend anzuraten.
Parallel, da mit einer längeren Vorlaufzeit zu rechnen ist, erfolgt die Restitution des Maser-Hologramms, das für den Strukturaufbau notwendig ist. Nicht verhandelbar ist jedoch der ***Totalverzicht auf Handy & Co.*** (auch W-LAN und DECT-Telefon).
Die Auswahl richtet sich nach den Möglichkeiten in der Praxis.

4.7.2. Nervenrestitution

➢ geopathische Sanierung des Schlafplatzes
➢ 7-9 Std. Schlaf, abgedunkelt, lärmreduziert, 18°C Raumtemp.
➢ Gleichstrom-Umpolung mit NEC 708
➢ Biofeedback mit dem Gehirn (MRT 503, Equalizer EQ 103)
➢ ZMR/Vortex-Therapie
➢ Gleichstrompulsung (LYMPHO*DYN*®), Schumann-Frequenz
➢ Amalgam-Ausleitung, Cadmium, Blei, Aluminium
➢ Impfschäden ausleiten (mit BIT), Umweltgifte (Dioxin!)
➢ Neuraltherapie, Procain-Infusionen (ohne Bikarbonat)

- Querdurchflutung des Gehirns (Kurzwelle n. Dr. Schliephake)
- B-Vitamine + Uridinmonophosphat (Keltican forte)
- Parthenolide (Mutterkraut), α-Liponsäure, Acetyl-L-Carnithin
- Phosphatidyl-Serin, Omega 3-Öle (Krillöl oder Leinöl)
- ketogene Diät, Kokosfett, Ölziehen morgens
- kohärentes Licht (Laser), Rotlicht (630 nm)
- Organotherapie (WALA, Regeneresen)
- Musik (auch als Haffelder-CD), Singen, Summen im Grundton
- regelmäßiger Sex, Lach-Therapie,
- Waldspaziergänge und viel Sonne, Aroma-Therapie
- Anregung der Schilddrüse siehe Punkt 4.7.3

Sämtliche Maßnahmen sind von einer Normalfunktion des Stoffwechsels sämtlicher Zellen abhängig. Voraussetzung dafür ist eine *ausgewogene Ernährung mit stark reduzierter Kohlenhydratzufuhr*, ausgerichtet an der Blutgruppe.

Eine besondere Rolle spielt die Schilddrüse in der 4-poligen Regulation des Zellstoffwechsels nach J. Schole (Abb.1). Sie ist auch dafür verantwortlich, dass die *Ionisations-Energie* ausreichend hoch ist. Von ihr hängt es deshalb ab, wie viele freie Ladungsträger zur Verfügung stehen. Nur in der ionisierten Form können die Nahrungsbestandteile verarbeitet werden. Sonst kommt es zu Mangelzuständen.
Der andere wichtige Bereich ist der davon abhängige venöse Blutfluss und die Lymphe, damit es nicht zu lokalen Stasen kommt. Diese können den Boden bereiten für Parasiten, insbesondere Pilze.

4.7.3. Aktivierung der Schilddrüsenleistung
- Braunalge (Kelp, Ecklonia cava) hochdosiert
- Lugol'sche Lösung (PF → 120) unter Herzstützung (Digitalis)
- Selen (300-900 µg), Zink (80 mg) abends

- L-Tyrosin ($\rightarrow$ Dopamin, Thyroxin)
- Magnesium (300-600 mg)
- Thyroxin-Substitution (nur wenn TSH >> 1)
- Progesteron-Defizite ausgleichen nach Blutbefund
- Abbau von Antikörpern via Eigenblut-Therapie
- Organotherapie (Regeneresen, WALA)
- Neuraltherapie lokal (2x1 ml 1% Procain)
- Leberunterstützung (Abbauweg T4 > T3)

Ohne Sinn und Zweck ist das Leben nicht lebenswert. Krebs ist das äußere Merkmal einer *Selbstaufgabe*. Eine Todessehnsucht wird in die Zukunft projiziert.

Unter diesen Umständen kann keine Heilung erfolgen. Der Selbstaufgabe steht „Begeisterung für das Leben" polar gegenüber. Auf diesen „Spin-Flip" muss in vielen Einzelgesprächen hingearbeitet werden.

4.7.4. Bewusstseinswandel

- Konfliktlösung, Verzeihen, Vergeben (Mutter / Vater !!!)
- Aufarbeitung des auslösenden Ereignisses, meist Verlust
- Schocklösung (ZMR/Vortex, MRT 503, Equalizer EQ 103)
- Patient sollte der Wahrheit verpflichtet sein, keine Lügen
- unterdrückte seel. Bedürfnisse umsetzen > neue Beziehungen!
- Familie, Freunde, Beruf, Hobby, Ambiente
- Wohnung, Wohnort, Land versus Stadt
- neue, sinnerfüllende Aufgaben; Rückkehr in die Authentizität
- Krankheit als Lernaufgabe begreifen
- Verantwortung übernehmen für das Leben; Selbstliebe lernen!
- vom Nehmer- zum Diener-Bewusstsein
- bewusst den quantenmechanischen Grundzustand aufsuchen
- Meditation, Autogenes Training
- Seelennahrung: Poesie, Musik, Malen, Naturerlebnisse

> Aromen, Farben, Waldspaziergänge
> sich als unverzichtbaren Teil von Gottes Schöpfung begreifen
> (Vergleiche hierzu auch Kap. 3.9.2. „Neuausrichtung" S.84)

Wie schon in vorherigen Kapiteln ausgeführt, wird der Tumor selbst nur *als Referenz* genommen, um den Therapiefortschritt zu dokumentieren. Das ist nicht immer möglich, da sich nicht selten die Patienten erst nach einer Operation zu einer naturheilkundlichen Behandlung entschließen. Dann gibt es andere Parameter, z.B. Tumormarker.
Außerdem kann von erfahrenen Krebsspezialisten bei günstiger Lokalisation durchaus der Versuch unternommen werden, mit Bikarbonat den Tumor zu infiltrieren, bei gleichzeitiger Hemmung der Carboanhydrase mit Acetazolamid. Das gleiche gilt für die Galvano-Therapie nach Pekar/Nordenström.

W. Zöch schlägt nach dem Literaturstudium, als auch seiner eigenen Erfahrung für die lokale Tumorbehandlung Folgendes vor (Zitat):
„Die Therapie gestaltet sich im Prinzip durchaus einfach, indem man der Krebszelle große Mengen **Bikarbonat** anbietet[1], die sie „gierig" importiert und blockiert gleichzeitig die **Carboanhydrase**[2], was zu einem fulminanten Anstieg der intrazellulären Kohlensäure führt. Bikarbonat Zufuhr führt bei überforderter oder gehemmter Carboanhydrase (Acetazolamid „Diamox") zu Ansäuerung (sic!), weil sich die nicht zerfallende Kohlensäure dissoziativ spontan auf einen pH-Wert ≈ 6,5 einstellt. Die Krebszelle stirbt an einer Kohlensäurevergiftung."

Quellennachweis:
1) Robey IF, Baggett BK, Kirkpatrick ND, Roe DJ, Dosescu J, Sloane BF, Hashim AI, Morse DL, Raghunand N, Gatenby RA, Gillies RJ "Bicarbonate Increases Tumor pH and Inhibits Spontaneous Metastases" Abstrakt Zitat „…This treatment regimen was shown to significantly increase the extracellular pH, but not the intracellular pH, of tumors by 31P magnetic resonance spectroscopy and the export of acid from growing tumors by fluorescence microscopy of tumors grown in window chambers." Cancer Res 2009; 69: (6): 2260-8, March 15,2009
2) Xue-Jun Li, Yang Xiang, Bing Ma and Xiao-Qiang Qi "Effects of Acetazolamide Combined with or without NaHCO3 on Suppressing Neoplasm Growth, Metastasis and Aquaporin-1 (AQP1) Protein Expression" Int. J. Mol. Sci. 2007, 8, 229-240, 13 March 2007

4.7.5. Säuremantel des Tumors auflösen

➢ Bikarbonat lokal (!) injizieren
➢ Carboanhydrase-Hemmer (z.B. Diamox 3 x 250mg – cave K↓)
➢ Elektronenverteilung ausgleichen (mittels BIT)
➢ *Original* Gelum-Tropfen 3 x 30/Tag (n. Dr. Fryda) → Butyrat
➢ Procain-Infusionen mit Magnesiumcitrat (*ohne* Bikarbonat)

Die lokale Bikarbonat-Injektion ist bei nicht zu tiefliegenden Tumoren in Verbindung mit Acetazolamid systemisch durchaus erfolgversprechend und wurde bereits oft angewandt. Aber trotz allem ist damit das Grundproblem nicht gelöst, nämlich die *Milieuvergiftung*, die letztlich auch für den Kontrollverlust durch das Gehirn verantwortlich ist.

Aber jede Maßnahme, die eine Tumorreduktion bewirkt und mit relativ geringem Aufwand und wenig Nebenwirkungen durchgeführt werden kann, schafft Hoffnung und Vertrauen. Keinesfalls darf es allerdings dabei belassen werden! Denn die Causa wurde damit nicht erfasst, und es muss mit Rezidiven gerechnet werden.
Deshalb ist nach wie vor eine Auswahl aus den, unter 4. genannten Punkten erforderlich, um das Problem bei der Wurzel zu packen. Erst dann kann eine echte Heilung erreicht werden und tatsächlich: Krebs ist heilbar!

Priorität haben dabei Entgiftung und Ursachenbehandlung. Sie besteht in Konfliktlösung und Transzendenz des auslösenden Ereignisses. Aus Toleranz wurde Schwäche mit Intoleranz sich selbst gegenüber, dadurch Selbstbetrug, Selbstlüge, Inkonsequenz. Wichtige Entscheidungen wurden nicht getroffen, bis hin zur Selbstaufgabe. Der Bezug zur Gegenwart fehlte völlig.

Erst wenn der höhere Sinn verstanden wird, kann Heilung geschehen.

Erkenntnisse

Jeder Mensch ist ein unverwechselbares Individuum und benötigt im Krankheitsfall auch eine Therapie, die möglichst genau auf ihn abgestimmt ist.

*Es gibt deshalb viele Ansatzpunkte, die zu berücksichtigen sind. Das kann anfangs verwirren, weshalb ohne Hierarchie nicht zielführend behandelt werden kann. Allerdings gibt es einige Punkte, die praktisch immer zum Tragen kommen und nie vernachlässigt werden dürfen. Dazu gehört die **Körpertemperatur,** wofür in erster Linie die Schilddrüse verantwortlich ist. Sehr viele Menschen haben eine Störung in diesem wichtigen Organ, wissen es aber nicht. Hier könnte bereits prophylaktisch eingegriffen werden.*

*Ein weiterer Punkt ist der **Kreislauf,** insbesondere in den mikroskopisch kleinen Kapillaren (Mikrozirkulation) sowie den feinen Lymphbahnen.*

*Vor allem hier kommt es oft zu Durchflussstörungen, was den Boden für **Parasiten** bereiten kann. Diese sind hauptverantwortlich für den Verlust an lebensnotwendigen Informationen, insbesondere für die Ausdifferenzierung der Stammzellen.*

*Der Mensch ist ein hochgespanntes, **elektrisches System**. Darauf basieren sämtliche Körperfunktionen. Die wichtigsten Ladungsträger (neben den Ionen) sind die **Elektronen** (entsäuern, Träger von Erfahrung), als Gegenspieler zu den Protonen, die das Gewebe ansäuern. Diese Zusammenhänge stehen im Vordergrund. Trotzdem finden sie keine Beachtung in einer schulmedizinisch ausgerichteten Praxis.*

*Von der elektrischen Spannung hängt die Ausbildung des **Maser-Hologramms** ab, das vom archaischen Nervensystem ausgebildet wird und die Schablone für sämtliche Formen (Organe etc.) darstellt.*

*Auch die Nervenfunktion läuft elektrisch, ebenso wie die Rückbildung von Nervenfasern mit einen **Spannungsverlust** zusammenhängt.*

*Keinesfalls unterschätzt werden darf das **Milieu** in der Familie und am Arbeitsplatz (Kontext). Jeder Krankheits-, aber auch Heilungsverlauf wird sehr stark davon getriggert. Belastungen haben oft tiefe Wurzeln, die bis in die **Kindheit** reichen. Da spielt vor allem das **Mutter- und / oder Vater-Verhältnis** eine entscheidende Rolle. Viele Spannungen und Konflikte im Leben können darauf zurückgeführt werden.*

Diese können sich als Störfelder materialisieren. Psychotrauma, chronische Entzündung, Schwermetallbelastung und Parasitose hängen meist zusammen, was ein umfassendes Therapiekonzept erfordert.

Bei der Diagnostik sollten all diese Punkte abgeklärt und dann aus den angegebenen Behandlungsvorschlägen gezielt eine Auswahl getroffen werden. Nichts darf dabei vernachlässigt werden!

*Die **Auflösung des Tumors** ist zwar ein schöner Erfolg. Er dient aber nur dem Seelenfrieden des Patienten. Mit Heilung hat das noch nichts zu tun. Das sollte spätestens an dieser Stelle verstanden worden sein. Sonst muss mit Rezidiven gerechnet werden.*

5. Prävention und Diagnostik

Die beste Krebsbehandlung ist jene, auf die verzichtet werden kann. Deshalb soll und kann vorgebeugt werden, wann immer es geht. Erstaunlicherweise hat Krebs nämlich sehr viel mit Entzündung zu tun. Entzündung (nicht Infektion) wiederum hat sehr viel mit Alterungsprozessen gemein. Prävention bedeutet deshalb nicht nur Prophylaxe, sondern auch mehr Vitalität. Deshalb stehen Entzündungen im Fokus.

5.1. Die Folgen chronischer Entzündungen

➢ Stillstand der Zellregeneration (anabole Entgleisung)
➢ Überstimulation von Wachstumsfaktoren > Krebsgefahr↑
➢ gesteigerte Gefäßneubildung
➢ seneszente Fibroblasten aktivieren EMT > Krebsgefahr↑
➢ Aktivierung der Telomerase
➢ Zerstörung d. extrazellulären Matrix durch Metalloproteinasen
➢ Aktivierung anaboler Hormonrezeptoren (Östrogendominanz)
➢ mangelnde DNS-Reparatur, Mitochondrien-Mutation
➢ Warburg-Effekt (anaerobe Glykolyse)

5.2. Überwindung chronischer Entzündungen

➢ Funktion von Hypophyse, Schilddrüse, Nebenniere stärken
➢ Ausgleich des Zellstoffwechsels mit ZMR/Vortex, MRT, EQ
➢ Aufbau des Mikrobioms! (Eff. Mikroorganismen, Foerde f2M)
➢ angepasste Bewegung (im Wald!), Sport, Sonne
➢ Omega 3-Öle, Lecithin > Krillöl! Kalium, Vitamin B1, B6,
➢ Unterstützung mit Curcumin (CSM), Resveratrol, Piperin, Weihrauch (Boswellia), proteolyt. Enzyme, 25mg Aspirin tgl.
➢ Aminosäure L-Carnosin gegen AGEs und toxische Metalle
➢ Wärme (Rotlicht), Hyperthermie, aktive Fiebertherapie
➢ Ozon-Therapie, HOT, Eigenblut, Eigenurin

Eine Sonderform sind Auto-Immunerkrankungen, bei denen die Toleranzschulung des Thymus versagt hat. Das lässt sich aber trainieren.

5.3 Ursachen für die Auslösung von Auto-Immunleiden

- ➢ Sonnenmangel, im Norden häufiger
- ➢ Bewegungsmangel, fehlende Waldspaziergänge!
- ➢ anabole oder katabole Entgleisungen
- ➢ NO-Mangel, verringerte Entgiftungskapazität (Lymphe, Leber)
- ➢ Herdbelastungen, Metallrückstände, Verkalkungen
- ➢ Anstieg von NF-kappaB durch multiple Reize
- ➢ verzögerte Heilungsprozesse; Milchkonsum! (B9-Rezeptoren)
- ➢ Rezeptorblockaden durch Bakterien/Viren
- ➢ „Vitamin" D-Supplementierung bei VDR-Blockade
- ➢ Lektine (im Gemüse) können Autoimmun-Erkrankungen↑
- ➢ mRNA-Impfungen

Heilsame Entzündungen werden oft mit Infektionen verwechselt und antibiotisch behandelt. Das ist eine absolute Kontraindikation!

5.4. Sinnvolle Diagnostik

Neben der üblichen schulmedizinischen Diagnostik ergeben sich einige Schwerpunkte, die unbedingt beachtet werden sollten:

- ➢ Wann und unter welchen Umständen (Kontext) wurde aus „Lust auf Leben" UN-Lust mit *Verweigerung* von lusterzeugenden Bedürfnissen?
- ➢ Welcher Beziehungsverlust war dafür verantwortlich?
- ➢ Für wen war sie / er Stellvertreter > Mutter oder Vater?
- ➢ Gründliche Abklärung der Mutter-/Vater-Beziehung (Kindheit)
- ➢ Dauer-Belastungen durch negative Person / Objekt > hilflos

- unaufgearbeitete Schocksituationen
- persönliches Umfeld, Life-Stile, Süchte, Abhängigkeiten
- Lüscher-Test, Einordnung in den Lüscher-Würfel
- EEG nach G. Haffelder → Musik-CD
- Regulationsfähigkeit d. Zellstoffwechsels (ZMR, MORA*nova*)
- Funktionsuntersuchung der 3 Hormondrüsen des Zell-Stoff.-W.
- Schilddrüsendiagnostik, Se, Zn, Progesteron
- Milieu-Check (Elektrosmog, Geopathie)
- Test: Impfschäden; Umweltgifte (Bisphenol A, Dioxin, PCP)
- Test auf Pestizide (Glyphosat, DDT)
- Test auf Schwermetalle (Blei, Quecksilber, Cd, Pd, Arsen)
- Ti, Ni, Aluminium (fördert Ausbreitung v. Borrelien & Viren)
- neurotoxische Viren: Cytomegalie, EBV, Varizellen, HHV VI
- Enteroviren: Polio, Coxsackie, Echovieren
- Enterobakterien: Yersinien, Enterobacter, Campylobacter
- Borrelien; Chlamydien, Mykoplasmen, Legionellen
- Pilze, Kokzidien
- LPS (Endotoxine mittels Limulus-Amoebozyten-Lysat-Test)
- Herddiagnostik (DFM, VEGA-Check, Decoder, Kinesiologie)
- Ernährungsverhalten (Verhältnis Öle zu Eiweiße, Blutgruppe)
- Stuhlprobe (Entgiftungsleistung), Gallensäuren, Leaky-Gut
- BKS, Blutbild, CRP, Cholesterin, NF-kappaB (> Entzündung)
- Elektrophorese, IGF-1 (Entzündung, Proteinmangel)
- BZ-Profil + Insulin, HbA1c, Triglyzeride (Diabetes)
- Schilddrüsenparameter
- Leberwerte, Nierenfunktion, AK-Bestimmung, TU-Marker
- Nagalase (als Indikation einer Therapie mit GcMAF)
- Urin-Test: 3-fach pH-Messungen (Leberfunktion)
- Sexualhormone, Pregnenolol, DHEAS, Estronex-Test
- Rezeptorstatus, stellvertretend „Vitamin" D-Rezeptor
- B-Vitamine (Magensäuremangel?)

> vegetatives Nervensystem (HRV, Tonometrie) +/- Polarität
> Neuromodulatoren (im Speichel)
> Glaubenssätze (Kinesiologie)

Vermieden werden sollten Mammographie und Punktion (Gefahr der Zell-Verschleppung).

5.5. Stärkung des Immunsystems
> Astragalus membranaceus (China)
> Beta-Glucan (in Braunalge), AHCC (Pilzextrakt), Bierhefe
> Butylhydroxytoluol BHT (Konservierungsmittel)
> Salat „Opium" (Chicoree, Radicchio, Endivie, Kopfsalat, Basilikum, Hopfen!)
> Cordyceps sinensis (chin. Raupenpilz)
> Lithium (beruhigt, unterstützt das Immunsystem & fördert die Regeneration)
> Indium (verbessert massiv die Aufnahme von Nährstoffen)
> Bluttransfusion (Frischblut)
> Koreanischer Ginseng, Taigawurzel (Eleutherococcus)
> Kakao (nur bei 115° geröstet)
> Cannabis ! Ashwaganda, Amara (Bitterstoffe)
> GABA (gedämpfte Tomate, Kartoffeln, gekeimter Reis)
> Mucuna pruriens (Juckbohne, stimuliert Dopaminsynthese)
> Gotu Kola (Centella asiatica, „Kraut der Erleuchtung")
> Acetyl-L-Carnitin mit Alpha-Liponsäure
> Krillöl (reich an Omega-Ölen und Lecithin)
> Lach-Therapie!

Gottes Apotheke bietet uns eine reiche Auswahl an hilfreichen Stoffen:

5.5.1. Die wichtigsten Pflanzen-Heilstoffe
> Resveratrol (rote Trauben, Erdnüsse, Johannisbeere, Pflaume, Tomatenschalen)
> Pterostilben (= doppelt methyliertes Resveratrol, dunkle Beeren, Knoblauch)

> ➤ Curcumin(600 Indik., NF-kappaB↓ Diabetes↓ Alzh.↓ Entzünd.↓ Fette↓ AGEs↓)
> ➤ Terpene (äther. Öle z.B. Limonen, Fenchel, Kümmel, Pfefferminz) TU-Eliminat.!
>> o Mono-Terpene: Baldrian, Oliven;
>> o Di-Terpene: Taxol, Rosmarin, Ginkgo
>> o Tri-Terpene: Oliven, Nelken, Misteln, Birkenrinde
>> o Tetra-Terpene: Carotinoide
> ➤ Fisetin (Äpfel, Stachelb: stabilisiert Resveratrol: aktiv. Regeneration, antitumoral)
> ➤ Piperin (schwarzer Pfeffer: verbessert Bioverfügbarkeit)
> ➤ Putrescin aus Ornithin > Spermidin, Spermin

Von diesen Naturstoffen sollten jeden Tag mehrere auf dem Speiseplan stehen, nicht nur der Pfeffer. Besser ist jedoch eine bewusste Verarbeitung ohne Küchenstress, verbunden mit Dankbarkeit für diese Geschenke der Natur.

Natürliche Resveratrol-Quellen

> ➤ **Gemüse:** Kresse, Artischocken, Spargel, Blattgemüse, alle Kohlsorten, Paprika, Wildmöhren, Sellerie, Gurke, Spinat, Kürbis, Zucchini, Aubergine
> ➤ **Obst:** Zitrusfrüchte, Oliven, Äpfel, Erdbeeren, Pflaumen, Feigen, Himbeeren, Birnen, Melonen, Johannisbeeren, Weintrauben, Heidelbeeren (gekocht!)
> ➤ **Gewürzkräuter:** Basilikum, Rosmarin, Thymian, Petersilie, Salbei, Löwenzahn, Weißdornbeeren, Wegerich, Minze, Hagebutte, Kamille, Mariendistel, Zitronenverbene, Chili

5.6. Biophysikalische Informations-Therapie BIT (s. Kap. 6.4.3.)

> ➤ Chakra-Therapie (Synchronisation mit Quantenraum, Stressabbau)
> ➤ Meridian-Therapie, Klammerelektroden (Seelenverbindung)
> ➤ Grundton-Therapie (Einklang mit Ur-Information, Entschleunigung)
> ➤ Matrix-Regenerations-Therapie 1x/Woche (Stress-Abbau Matrix)

- lokale Störfeldbehandlung (MRT, ZMR/Vortex)
- Reinigung des Empfangskanals mit Equalizer EQ 103
- Ausgleich Sympathicus-Parasympathicus
- Biofeedback mit dem Gehirn (MRT 503, Equalizer EQ 103)
- Ausleitungs-Therapie (Impfungen, toxische Metalle)
- Konstitutions-Therapie (Kohärenzmodul G-4, Farben, Grundton)
- Umpolung, VRT & Therapie mit Kopfhörer (Synchronisation)
- Kohärenz-Therapie, Atemtherapie (Rhythmisierung des Herzens)
- Einspielen der Tumor-Information (Feedback mit Gehirn)
- Eigenblut, Eigenurin (Mikroben und LPS)

5.7. Spezialdiät nach J. Schole

- 6 Wochen folgende Kohlenhydrate strikt meiden:
  - Getreide (Reis, Mais, Weizen, Roggen usw.)
  - Zucker (alle Süßigkeiten, Honig), süßes Obst
  - gekochtes Wurzelgemüse (Karotten usw.)
  - Bier, Spirituosen

Auswirkungen:

- Ketone werden verstärkt gebildet > Urnahrung des Gehirns!
- Abbau von AGEs (Advanced Glycation End products)
- M. Alzheimer und Demenz sind rückläufig
- Fettleber (NAFLD) bildet sich zurück
- Insulinresistenz wird aufgehoben > Diabetesrisiko sinkt
- arteriosklerotische Plaques werden abgebaut
- Tumorgefahr sinkt drastisch
- STH steigt an >>>
  - Gewichtsabnahme
  - Muskelaufbau
  - Regeneration
  - Immunstärkung
  - Auflösung von Entzündungsherden

114

Diese beschriebenen Effekte treten bereits nach 6 Wochen ein, weshalb diese Art der Ernährungsumstellung die absolut effektivste ist, nicht nur bei Krebsleiden.

Cave: Je älter der Patient, umso langsamer umstellen!

Neben o.g. Einschränkung, gibt es folgende ***Kontraindikationen:***
Sarkoidose (M. Boeck), Lebercirrhose, seropositives Rheuma.
Bei allen chronischen Erkrankungen liegt eine Entgleisung des Zell-stoffwechsels vor, entweder anabol oder katabol (vergl. Abb. 1, Seite 16). Das ist ein absolutes Heilungshindernis! Dafür sind in der Haupt-sache Psychodauerstress (Angst!) und Blockade des STH-Releasing-Faktors durch Insulin verantwortlich. Allein durch diese ketogene Spezialdiät ist eine Normalisierung des Zellstoffwechsels möglich!

Erkenntnisse
Krebs ist ein vielschichtiges Problem, das jedoch klaren Prinzipien folgt. Die Häufung im zunehmenden Alter unterstreicht die bisherigen Aussagen. Denn Jahr für Jahr wird die Bindegewebs-Matrix mehr belastet, bei gleichzeitiger Abflussstörung der Lymphe.

Der oft mühsame Versuch des Organismus, durch Entzündungen das Gewebe von seinen Belastungen zu befreien, wird nicht selten zu einem chronischen Prozess.

Das hängt nicht zuletzt mit der fehlenden Ionisationenergie und dem Kontrollverlust des Gehirns zusammen, auf Grund von Nervendegene-ration.

Einen völlig unterschätzten Einfluss hat dabei die direkte Sonnen-bestrahlung, die meist aus Angst vor Krebs gemieden wird. Sie schützt aber vor bis zu 17 Krebsarten! Die Produktion des D-Hormons („Vitamin" D) ist dabei nur ein gewünschter Nebeneffekt.

Für den Krebsschutz sind nicht nur die Wärme, sondern insbesondere auch die UV-Strahlen verantwortlich, die Parasiten das Leben schwer machen.

Parasiten spielen zwar eine große Rolle bei der Krebsentstehung, sind aber nicht die Ursache, sondern nur die Folge des Spannungsver-lustes (Dielektrikum) der Matrix durch ihre verschiedensten Belas-tungen.

Mit therapeutischen Maßnahmen aus der Natur kann eine sehr gute Unterstützung erfolgen.

Eine Sonderstellung haben hierbei bioenergetische Methoden sowie Spezialdiäten (Budwig, Schole).

6. Gesamtüberblick

Dem aufmerksamen Leser, der bis hierher vorgedrungen ist, wird vermutlich der Kopf brummen. So viele Daten, so viele Fakten! Der Nebel kann sich nur lichten, wenn immer wieder das Hauptthema in den Vordergrund gestellt wird:

Krebs ist die Folge von Kontrollverlust durch das Gehirn, auf Grund von *Neurodegeneration* durch toxische Matrixbelastungen.

Gelingt es, die volle Funktion des ZNS wieder herzustellen, wäre das Thema „Krebs" mit einigen flankierenden Maßnahmen in Kürze erledigt. Aber ausgerechnet jetzt wird der Betrachter unsicher, weil dieses Thema bisher keinerlei Augenmerk bekam, ja weil diese Erkrankung bisher unter einem völlig anderen Blickwinkel angeschaut wurde, nämlich rein auf den Tumor bezogen.

Was bedeutet es, das ZNS wieder voll funktionsfähig zu machen? Das impliziert zweierlei: Zunächst geht es um die Restitution degenerierter Nervenfasern. Das bezieht sich in erster Linie auf das Tumor-Areal. Aber gleichzeitig betrifft es das *Neuronale Funktionsmodell*. Das gesamte neuronale Netzwerk erzeugt ein Maser-Hologramm, womit die Gewebestruktur festgelegt und geordnet wird. Fehlende Nerven führen deshalb zu einer Fehlstelle im Hologramm, die den Raum für chaotische Strukturen eröffnet.

Ein voll ausgeprägtes und funktionsfähiges Nervensystem schließt Krebs völlig aus!

Das ist die Kernbotschaft. Die Gründe für die Neurodegeneration wurden in diesem Buch ausgiebig behandelt (ab Kap. 3.2. S. 64). Jetzt geht es darum, den Wiederaufbau zu ermöglichen und mit gezielten Maßnahmen zu unterstützen, aber gleichzeitig alles zu eliminieren, was das verhindert (vergl. Kap. 4.7.1. Seite 98). Dazu gehören vor allem sämtliche Blockaden, die selbst gesetzt wurden.

Was zunächst als Schutz vor größerem Schaden sinnvoll war, wirkt sich massiv krankheitsfördernd aus, wenn das auslösende Ereignis nicht aufgearbeitet und stattdessen mit hohem Energieaufwand (Verbrauch an Essenz-Elektronen) dauerhaft unterdrückt wird.

6.1. Neuronales Netzwerk

Glücklicherweise können Nervenfasern (gegenüber der früheren Auffassung) regenerieren, wenn die Voraussetzungen gegeben sind. Dazu gehören die **Baustoffe** Cholesterin (wird auch im Gehirn gebildet), Phosphatidyl-Serin, B-Vitamine und Omega-Öle (z.B. Krillöl oder Leinöl).

Eine unverzichtbare Voraussetzung ist die **Normalisierung des Zellstoffwechsels**, der von STH (Wachstumshormon) und den anabolen Peptiden für den Synthesestoffwechsel sowie Cortisol und Thyroxin für den Energiestoffwechsel reguliert wird (Abb.1 Seite 16). Thyroxin sticht dabei besonders hervor, weil es für die notwendige Köperwärme verantwortlich ist, aber auch die Neuroregeneration fördert. Auf die Schilddrüse muss deshalb besonderes Augenmerk gelegt werden (TSH sollte bei 1 liegen, vergl. Kap. 4.7.3. Seite 103).

Dieses komplexe, hoch dynamische Zusammenspiel der vier Regulatoren kann nur mit **Biophysikalische-Informations-Therapie BIT** von außen beeinflusst werden. Dazu eignen sich das ZMR/Vortex- und das MRT-Gerät 503, aber auch der neue Equalizer EQ 103 (Kap. 5.6. Seite 113).

Ohne diese Geräte sollte zumindest versucht werden, die vorliegende Stoffwechsellage zu erfassen. Krebs heißt immer katabole Entgleisung, was die Zelldifferenzierung verhindert. Nach den von Prof. Jürgen Schole erarbeiteten Gesetzen, muss hier unterstützend eingegriffen werden (nachzulesen in „Regulationskrankheiten" von Schole/ Lutz, oder in „Grundlagen des Lebens" von B. Köhler).

Sehr gut bewährt haben sich Organpräparate, vor allem REGENE-RESEN (Fa. Dyckerhoff), aber auch Frischzellen. Die Fa. WALA stellt homöopathisierte Organpräparate her, die sich ebenfalls gut eignen.

Die Neurogenese lässt sich über die Stimulation aller fünf Sinne anregen. Deshalb sind Musik (auch als Haffelder-CD) und Singen oder Summen im Grundton sehr hilfreich, ebenso Aroma-Therapie und Waldspaziergänge.

Die vollständige Wiederherstellung der Nervenfasern kann bis zu sechs Monate dauern. Deshalb sind flankierende Maßnahmen erforderlich, um die Zeit zu überbrücken.

6.2. Biofeedback

Es geht letztendlich darum, die Kontrollfunktion durch das Gehirn wieder zu ermöglichen. Dazu ist ein Feedback von allen Körperregionen erforderlich. Das kann über die o.g. BIT-Geräte erfolgen, und zwar in der gleichen Sitzung, was die Bchandlung wesentlich vereinfacht. Am Anfang sollte das täglich, dann einmal/Woche durchgeführt werden und mit Verbesserung des Befindens zunehmend seltener.

6.3. Flankierende Maßnahmen

Dazu gehören alle Register, die für die *Matrixentgiftung* gezogen werden können (vergl. Kap. 4.7.1. Seite 98). Der **Lymphfluss** steht im

Vordergrund. Trotz widersprüchlicher Behauptungen ist Lymphdrainage bei Krebs **nicht** kontraindiziert, weil das Krebsmodell der Schulmedizin falsch ist. Die befürchtete Aussaat von Krebsstammzellen hat längst stattgefunden. Diese können aber unter der Beobachtung eines voll funktionsfähigen Gehirns nicht heranwachsen – keine Chance!
Gekonnt durchgeführte, regelmäßige **Lymphdrainagen** gehören deshalb genauso zum Programm, wie die Behandlung mit dem neuentwickelten **LYMPHODYN®**-Gerät, das über induktive Gleichstromwellen die Lymphe vor sich herschiebt. Doch damit nicht genug. Der Halbleitereffekt der siliziumhaltigen Matrix wird damit ebenfalls verstärkt, was einen verbesserten Elektronenfluss bewirkt. Aber auch die Sauerstoffaufnahme und –Verwertung wird mit dem Gerät verbessert.

Wiederum mit Informations-Therapie werden die ausgetesteten (!) **Belastungen der Matrix** einzeln ausgeleitet – von Impfschäden über Wohngifte, Aluminium, Schwermetalle, bis hin zu viralen und bakteriellen Besiedelungen. Den **Pilzen** wird dabei besondere Aufmerksamkeit gewidmet (Diagnostik entsprechend Punkt 5.4. Seite 110).

Diese Maßnahmen unterstützen nicht nur die Krebsbehandlung, sondern wirken präventiv und verlangsamen das Altern.

Grundsätzlich ist zu sagen, dass **bakterielle Infektionen** selten restlos ausheilen, weil meist Bruchstücke davon zurückbleiben (Lipopolysaccharide LPS), insbesondere nach antibiotischer Behandlung. Diese Reste belasten die Matrix u.U. ein Leben lang, vor allem deshalb, weil sie einerseits informativ wirken, andererseits das Dielektrikum stören (Matrix als Elektronenspeicher). Wenn also beim Resonanz-Test alte Infekte auftauchen, sollten sie auch Jahre später noch ausgeleitet werden. Dazu eignet sich die Informations-Therapie mit Nosoden, oder Eigenblut-Behandlung.

Davon abzukoppeln sind **schleichende Infektionen** (Silent Inflammation). Dabei gibt es keinen Sieg des Immunsystems. Es überleben einige der Keime, besonders in schlecht durchbluteten Regionen mit gestörtem Lymphabfluss, oder intrazellulär. Je nach Stressbelastung (auch z.B. Zucker) können diese Keime wieder aktiv werden.

Das trifft insbesondere auf **stumme Herde** zu, vor allem im Zahn-Kiefer-Bereich. Diese Regionen sind kritisch, weil die Gifte der Keime leicht ins Gehirn eindringen können.

Eine antibiotische Behandlung ist meist sinnlos, weil die Mittel mit dem Blut nicht an den Ort des Geschehens kommen. Die schlechte Durchblutung schützt die Keime. Hier kann lokale Rotlichtbehandlung manchmal wahre Wunder bewirken. Parallel kann eine Langzeitbehandlung mit *natürlichen Antibiotika* erfolgen (mindestens 6 Monate). Wenn die Keime nicht bekannt sind, eignen sich hier insbesondere Banderol oder Samento (speziell bei Borrelien und Chlamydien), ansonsten können Nosoden eingesetzt werden.

Was für Bakterien gilt, trifft in besonderer Weise auch für **Viren** zu. Kein Virus kann vom Abwehrsystem besiegt werden! Lebenslang müssen spezifische Antikörper bereitgestellt werden, um Paroli zu bieten, was eine Dauerbelastung des Immunsystems bedeutet. Das beste Beispiel sind Varizellen (Windpocken). Diese Viren können im fortgeschrittenen Alter erneut ausbrechen, dann als der gefürchtete Herpes zostcr.

Deshalb ist jeder anamnestische Hinweis zu überprüfen, einmal durch AK-Nachweis im Blut, zum anderen mit Resonanz-Test (Biotensor, EAV, Kinesiologie u.a.). Die Ausleitung erfolgt wie oben.

Handelt es sich um besonders **resistente Viren** wie Herpes, EBV oder Cytomegalie, können mit Erfolg auch natürliche Virostatika eingesetzt werden, z.B. Houttuynia oder Takuna.

121

Wer sich therapeutisch bis hierher vorgearbeitet und die meisten Belastungen (über Wochen hinweg) ausgeleitet hat, kann sich nun den **Pilzen und deren Toxinen** widmen. Allein dieses Kapitel ist eine große Herausforderung.

Pilze lassen sich nicht vernichten. Sie überleben manchmal sogar Hausbrände. Allein die *gründliche Milieusanierung* verschafft Vorteile für das Immunsystem. Deshalb müssen o.g. Maßnahmen zuerst erfolgen.
Sehr gute Unterstützung bieten Heilpilze (Reishi, Maitake, Shitake, Chaga u.a.), aber auch Bierhefe, insbesondere bei Candida. Pilz-Nosoden (nach Testung) machen ebenfalls Sinn.

Wenn nicht ganz klar ist, um welche Spezies es sich handelt, kann auch ein Versuch mit Avermectine (Ivermectin) „Scabioral", „Driponin" nach vorheriger Austestung gemacht werden.

Ausreichende Körpertemperatur ist Grundvoraussetzung für Heilungsprozesse, aber auch jede Hitzeanwendung wirkt unterstützend.

Neben den „Leichen" von Mikroben stellen Mykotoxine ein großes Problem dar, insbesondere die Alkaloide. Diese wirken u.a. neurotoxisch und sogar direkt kanzerogen.

Wie unter Punkt 4.7. Seite 96 bereits aufgelistet, sind verschiedene Maßnahmen zielführend. Je nach Praxisausstattung muss eine Auswahl getroffen werden.
Idealerweise sollten die einzelnen Verfahren auf Resonanz getestet werden, um eine Überforderung zu vermeiden. Es gilt nach wie vor die Arndt-Schulz'sche Regel: Schwache Reize fachen die Lebenskraft an, mittlere stärken sie, starke zerstören sie.

Unverzichtbar ist die **Mitarbeit der Patienten**. Allein durch die Umstellung der Ernährung kann ein ganz starker Impuls gesetzt werden. Das sollte nach der Blutgruppe erfolgen (gemäß Dr. D'Adamo).

Grundsätzlich müssen schnell verwertbare Kohlenhydrate reduziert werden, aber auch Fruchtzucker. Wer sich viel bewegt, was wünschenswert ist, verbrennt mehr Kohlenhydrate. Im Freien besteht auch die größere Chance mehr Sonne zu tanken. Das steigert die Ionisationsenergie.

Saure Substanzen sind hilfreich, z.B. Zitronen-Püree (mit Schale), aber auch Essig. Umfangreiche Empfehlungen, insbesondere aus dem Pflanzengarten können unter Punkt 5.5.1. auf Seite 112 nachgelesen werden.

Sämtliche Vorschläge und Methoden sollten primär das Ziel haben, Bewusstseinsveränderungen zu bewirken, und zwar auf allen Ebenen des SEINs. Durch Milieuveränderungen können Mikroben Gebiete im menschlichen Körper erobern. Aber das ist kein passiver Vorgang, sondern wird von hoher Intelligenz begleitet. Das geht sogar so weit, dass Keime, bis hin zu Pilzen, Kontakt mit uns aufnehmen, um unsere Psyche gezielt zu beeinflussen. Von Toxoplasma gondii ist das bestens bekannt, aber auch von Sarcosystis. Das ist nur möglich im Quantenzustand der DNS.

Viren, Bakterien, Pilze sind keinesfalls unsere Feinde! Sie leben nach den kosmischen Gesetzen wie wir und suchen Harmonie.

Das ist ein wesentlicher Punkt. Wer gegen Mikroben kämpft, macht sie aggressiv. Genau genommen sind sie ein Parameter für den Zustand unserer Matrix und damit der inneren Lebensvoraussetzungen. Erst bei Belastung durch die üblichen Verdächtigen haben sie überhaupt eine Chance bei uns.

Milieusanierung ist deshalb genau der richtige Weg, um das verlorene Gleichgewicht wieder herzustellen und die Eindringlinge auf ihre Plätze zu verweisen. Das sind i.d.R. unsere Schleimhäute.

Entscheidend für unsere Arbeit ist deshalb der Respekt vor anderen Lebensformen, die ebenso zur Schöpfung gehören, wie wir selbst. Ein friedvolles Zusammenleben ist nur in LIEBE möglich.

6.4. Hinweise

Dieses Buch würde wenig Sinn machen, ohne klare Anleitung für die Praxis. Vor dem Hintergrund, dass Masse nur den Einmilliardsten Teil der Realität ausmacht und fast ausschließlich Wechselwirkungsquanten unser Dasein bestimmen, tritt die Informations-Therapie und damit das Bewusstsein ganz klar in den Vordergrund. Denn die Krebsgenese selbst beruht auf Informationsverlust, lokal sowie generell durch den Kontrollverlust des Gehirns. Das kann zwar durch die verschiedensten Noxen ausgelöst werden, bis hin zu einem Psychotrauma. Aber sämtliche Einzelfaktoren lassen sich auf einen Punkt zusammenführen: Es handelt sich immer um einen In*form*ations- und damit Formverlust im Gewebe, was wir als Tumor bezeichnen.

Wie schon in Kap. 1.5.1. ausführlich dargelegt, sind dafür die unzähligen Lichtquanten (Photonen) verantwortlich, die in den Elektronen-Tori kreisen. Alle Ereignisse werden in ihnen als Erinnerung gespeichert, prägen sich der Materie auf und geben eine neue Ordnung vor. Normalerweise dient es dazu, die verschiedenen Gewebe an veränderte Anforderungen anzupassen und ständig umzuformen. Die Gewebestruktur ist deshalb immer das Spiegelbild der Umgebungseinflüsse – so innen wie außen.

Diese Anpassung funktioniert üblicherweise völlig reibungslos. Ganz anders sieht es allerdings bei den Störfeldern aus.

Durch die Überlagerung (Kontamination) mit den hier gespeicherten, früheren traumatischen Erfahrungen erfolgt kein normaler Umbau, sondern bestenfalls Stillstand mit Degeneration. Sind die belastenden Erinnerungen jedoch zu massiv, kann sich dieses Chaos direkt materialisieren als plumpe Tumormasse.

Erschwerend kommt hinzu, dass aus dem ursprünglich alkalischen Milieu inzwischen ein hoch saures geworden ist, das die Immunzellen lähmt und jede Selbstheilung verhindert.

Die Auflösung des sauren Tumormantels hat deshalb Vorrang. Dafür gibt es den direkten Weg mittels Bikarbonat-Infiltration, wenn das Areal mit der Spritze gut erreicht werden kann.
Die zweite Variante ist wesentlich schonender und nutzt das alkalisierende Potential der Elektronen aus. Es wird entweder Gleichstrom eingeleitet (z.B. mit der Methode nach Pekar/Nordenström), oder ein starker Elektronenfluss im Gewebe durch Magnetfeldinduktion angeregt. Das kann mit LYMPHO*DYN*® erfolgen.

Parallel (!) dazu sollte der Nachschub an Elektronen gesichert werden. Die Öl-Eiweiß-Kost nach Budwig bietet dafür die besten Voraussetzungen, bei strikter Vermeidung von trans-Fetten.
Das sollte kombiniert werden mit einer zunächst schonenden, aber intensiven Gewebereinigung. Abgelagerte, denaturierte Fett-Eiweiß-Verbindungen (Lipoproteide) können in idealer Weise mit natürlichen Enzymen aufgespalten und somit transportfähig für den Lymphfluss gemacht werden. Dazu eignen sich besonders ***milchsauer-vergorene*** Gemüsesäfte, allen voran Rote Beete-Saft (enthält unverzichtbares Molybdän), Sauerkrautsaft, Kanne-Brottrunk u.a. Davon sollten 2-3 l pro Tag getrunken werden. Die weitere Flüssigkeitszufuhr kann mit Quellwasser pur oder als grüner Tee erfolgen.

Keinesfalls darf die Sonnenbestrahlung fehlen, natürlich <u>ohne</u> Sonnen-„Schutzmittel", dafür wohldosiert bis zu einer halben Stunde in der Mittagszeit und entsprechend länger am Nachmittag.

Wenn das mit moderater Ausdauerbewegung kombiniert wird, wurde bereits ein gutes Fundament für die weiteren Behandlungsschritte geschaffen, z.B. die Biophysikalische Informations-Therapie BIT.

1975 wurden die ersten BIT-Geräte gebaut und seitdem in unzähligen Praxen Erfahrung gesammelt. 45 Jahre sind viel Zeit für rasante Entwicklungen im Bereich der Elektronik. Das zahlt sich heute aus. Inzwischen sind auch die Erkenntnisse zur Körperphysiologie viel weiter fortgeschritten, so dass Behandlungserfolge zu erwarten sind, von denen wir früher nur träumen konnten.

Aber auch der nicht damit vertraute Leser hat hier einen Fundus, aus dem er zum Wohle seiner betroffenen Patienten schöpfen kann – nicht nur bei Krebs. Jeder chronisch Kranke kann von den Methoden der Lebenskonformen Medizin profitieren (siehe „Lehrbuch der VEREINTEN lebenskonformen MEDIZIN").

6.4.1. Erstkontakt

Meist kommen die Patienten direkt vom Onkologen zu uns, verunsichert und voller Angst vor Siechtum und Tod. Nicht selten wurde ihnen auch eine (schlechte) Prognose mitgeteilt.

Ganz egal in welchem Stadium sie sich befinden – Heilung ist immer möglich! Das beweisen die Spontanheilungen. Es muss ihnen aber vermittelt werden, was allerdings nicht selten auf Unglauben stößt, weil sie ganz andere Vorstellungen von ihrer Erkrankung haben und entsprechend indoktriniert wurden.

Wir können niemanden mit Worten überzeugen. Es müssen Taten folgen, durch die Vertrauen und Zuversicht aufgebaut werden kann. Deshalb sollte durch eine gründliche Anamnese, in der vor allem die Sorgen und Nöte hohen Stellenwert haben, das Gefühl vermittelt werden: Hier bin ich richtig. Alle meine Probleme werden sehr ernst genommen, ohne jeden Zeitdruck.

Unverzichtbar ist das Kindheitsthema mit der Mutter-/Vater-Beziehung. Wie Prof. Grossarth-Maticek explizit herausgearbeitet hat, kann hier der Grundstein für Gesundheit oder aber Krebs gelegt werden.

Für die Lösung eines Elternkonflikts (Mutter: abgelehntes Blau im Lüscher-Test, Vater: abgelehntes Rot) sind folgende Punkte wichtig:
o   Verstehen, Vergeben (auch sich selbst), Dankbarkeit
o   Die genetische Verbindung mit Liebe wiederbeleben *
o   Mit Vertrauensperson alle Verletzungen aufarbeiten. Sollten keine gravierenden Ereignisse eruiert werden können, blockiert *tiefsitzende Angst* den Zugang zum Unterbewusstsein – denn Krebspatienten ohne Psychotrauma existieren nicht!
o   Es sollte der Zeitpunkt erfasst werden, als sich das Leben von Lust in UN-Lust gewandelt hat und seitdem aktiv (!) alle lustvollen Bedürfnisse unterdrückt wurden.

Parallel dazu sollte die Wohnung von einem Geobiologen untersucht werden. Dazu gehört auch Elektro-Smog.

* Da sich alles auf geistiger Ebene (Quantenraum) abspielt, wirkt dieses Ritual auch über den Tod von Mutter oder Vater hinaus. Entscheidend ist aber, dass es mit Inbrunst erfolgt und starke Emotionen auslöst. Wenn der Elternteil noch lebt, sollte es *vor* dem nächsten Besuch erfolgen. Dann lässt sich der bereits eingesetzte Bewusstseinswandel bereits erkennen. Worte sind dann meist überflüssig – nur die Liebe zählt.
Das Ritual mit der Mutter birgt ein enormes Heilungspotential und sollte deshalb am Anfang stehen. Durch die genetische Verbindung erfolgt der Austausch von Essenz-Elektronen viel intensiver.

Entscheidend ist dabei, dass die Gespräche mit Augenkontakt und tiefer Empathie geführt werden. Nur dann kann sich in den Patienten die Gewissheit herausbilden, dass sie heil werden können und wir ihnen dabei helfen.

Dazu sollte allerdings gleich am Anfang der „Zahn" gezogen werden, gegen die Krankheit kämpfen zu wollen, weil diese schlecht für ihn sei und weg muss. Wir wollen eine *Re-Integration* erreichen, eine kollektive Kohärenz. Das funktioniert nur mit Liebe für sich und sämtliche (abgespaltenen) Anteile seines Körpers.

Die Frage zu den neuen Aufgaben und Zielen, *nachdem* der Gesundungsprozess abgeschlossen ist, darf ebenfalls nicht fehlen. Denn viele Patienten rechnen überhaupt nicht mit Heilung, sondern denken eher an eine begleitende Behandlung.

Um Frustration zu vermeiden, sollte deshalb gleich am Anfang kinesiologisch getestet werden, ob tatsächlich die innere Bereitschaft für Heilung vorhanden ist. Sehr häufig ist das nicht der Fall!

Wie in den einzelnen Kapiteln bereits ausgeführt, besteht sehr oft der innere Wunsch, zu sterben. Diese Patienten haben sich selbst aufgegeben. Wenn das übersehen und deshalb nicht aufgearbeitet wird, ist jeder weitere Behandlungsversuch sinnlos.

6.4.2. Behandlungsplan

Mit all unseren Maßnahmen initiieren und unterstützen wir den Heilungsprozess, *machen* jedoch niemanden gesund. Von dieser Hybris sollte man sich als Arzt und Therapeut schnell verabschieden. Aber wir geben den Plan vor, nach den Möglichkeiten, die sich in der Praxis bieten.

Dabei ist es keineswegs sinnvoll, möglichst viel gleichzeitig zu machen. Eine gut abgestimmte Stufentherapie ist wesentlich effektiver.

Deshalb können auch kleine Praxen sehr erfolgreich arbeiten, wenn eine kausale Therapie angestrebt wird. Das Ziel ist immer – nicht nur bei Krebs – das Versorgungsmilieu der Zellen und die übergeordnete Steuerung durch das Gehirn wieder zu ermöglichen. Dabei kann allerdings nicht vorsichtig genug agiert werden. Jede Therapiemaßnahme muss von den Patienten mit entsprechendem Energieaufwand verarbeitet werden. Hier passieren die meisten Fehler. Krebs ist das Endstadium einer jahrelangen Entwicklung. Die Ressourcen sind aufgebraucht!

Deshalb bietet sich am Anfang sanfte Wärmezufuhr an, entweder mit Infrarotsauna, falls vorhanden, Rotlicht oder warme Bäder. Es darf nicht vergessen werden, dass es sich um eine katabole Entgleisung, also eine Kältekrankheit handelt. Allein diese Maßnahmen werden deshalb als sehr wohltuend empfunden.

Nach entsprechender Diagnostik werden Mangelzustände aufgefüllt – Vitamine, Mineralstoffe, Aminosäuren. Was dabei über eine Ernährungsumstellung zu regeln ist, hat Vorrang.

Es ist zu erwarten, dass Mangelzustände auf verschiedenen Ebenen vorliegen – bis hin zu Mangel an Liebe. So viel wie möglich sollte verändert und der Patient damit aktiv in den Heilungsprozess eingebunden werden.

6.4.3. Informationsübertragung

An dieser Stelle werden einige Therapieverfahren der BIT angesprochen, mit den dazu verwendeten Geräten. Wer tiefer in die Methode einsteigen möchte, kann sich das notwendige Wissen aus meinem Buch „Biophysikalische Informations-Therapie BIT" aneignen.

Als erstes geht es darum, den entgleisten *Zellstoffwechsel* lokal an der Tumorregion, oder auch am diagnostizierten Störfeld zu normalisieren. Dazu eignet sich das ZMR-Gerät 703 (Zelle & Milieu-Revitalisierung). Damit wird die Information der fehlenden Regulatoren via Magnetfeld tiefenwirksam übertragen. Gleichzeit wird die Mikrozirkulation angeregt.

Die Wirkung kann noch gesteigert werden, wenn das ZMR in Verbindung mit dem Vortex-Gerät und dem Kopfhörer NEC 708 angewandt wird. Dadurch kann gleichzeitig eine Umpolung des archaischen Gleichstromsystems erfolgen.

Das sind sehr sanfte Verfahren, die den Organismus nicht zusätzlich belasten. Ebenso sanft, aber nachhaltig, gestaltet sich die Ausgleichs-Therapie mit dem Equalizer EQ 103. Damit können nicht nur alte Verletzungen aufgearbeitet, sondern auch Schockzustände gelöst werden.

Ganz besonders wichtig ist es, das Gehirn mit den fehlenden Informationen über die Tumorregion zu versorgen (Feedback), was mit diesem Gerät sehr einfach möglich ist. Eine solche Behandlung kann anfangs täglich, dann immer seltener erfolgen.
Dafür ist auch das MRT-Gerät 503 (Matrix-Regenerations-Therapie) geeignet. Aber das ist hier nur ein willkommener Nebeneffekt. Das Haupteinsatzgebiet ist die Entgiftung der Matrix, wozu besonders die eingebaute Schröpfmassage hilfreich ist. Aus Analog-Speichern werden zusätzlich Informationen abgerufen, die für die Entgiftung notwendig sind (z.B. Glutathion).

Diese Behandlung kann aber anstrengend sein und wird deshalb nicht am Anfang eingesetzt, sondern erst mit Besserung des Zustandes.

Ein wesentlicher Teil der Behandlung ist außerdem die Ausleitung der ausgetesteten Gifte und Parasiten mit BIT.

Von Beginn an ist jedoch das LYMPHO*DYN*®-Gerät im Einsatz, mit dem über eine pulsgesteuerte, rhythmische Gleichstromdurchflutung nicht nur der Lymphabfluss verbessert, sondern auch der Elektronentransport in der Matrix angeregt und gleichzeitig die Sauerstoffverwertung aktiviert wird (Steigerung der Anabolie).
Damit wird die Tumorregion direkt behandelt, wodurch auch eine lokale Entsäuerung erreicht werden kann. Der Strom führt zu einer Stimulation der Nerven, was die Neuroneogenese anregt – das Ziel unserer Bemühungen.

6.4.4. Unterstützende Maßnahmen
An dieser Stelle sind zunächst jene Mittel zu nennen, die einer Nervenregeneration dienlich sind (Kap. 4.7.2. S. 102), also B-Vitamine mit Uridinmonophosphat (Keltican forte), Parthenolide (Mutterkraut), Phosphatidyl-Serin, Krillöl (oder Leinöl), Organpräparate und natürlich eine normale Schilddrüsenfunktion mit ausreichend Thyroxin für die Re-Myelinisierung. Deshalb darf Jod nicht fehlen. Entsprechend hoch dosiert regt es gleich den Kreislauf mit an, was sehr gewünscht ist.

Damit werden zunächst einmal Prioritäten gesetzt. Eine weitere Auswahl für die Allgemeinbehandlung kann aus den Auflistungen ab Seite 98 getroffen werden; optimal wäre, diese vorher auszutesten.

Begleitend zur BIT haben sich etwas intensivere Anwendungen bewährt, wie Eigenblutbehandlung, HOT oder Ozon-Therapie. Als Hochdosis-Methode OHT ist sie zwar ziemlich aggressiv, aber besonders bei Parasitenbefall wirksam.

Die hochdosierte Anwendung von proteolytischen Enzymen und/oder Weihrauch, Cholesterin-Infusionen, Procain lokal oder als Infusion (ohne Bikarbonat) bieten eine sehr gute Unterstützung.

Die Behandlung des gesamten Magen-Darm-Traktes unter Berücksichtigung der Säure-Verhältnisse (pH 5,8-6,3), ist sowohl für die meist völlig überlastete Leber, als auch das im Darm beheimatete Immunsystem eine unverzichtbare Hilfe. Der gezielte Einsatz von Symbionten (nach Stuhlbefund) kann mit Colon-Hydro-Therapie unterstützt werden.

Eine Sonderstellung haben der Brustkrebs bei der Frau und Prostata-Krebs beim Mann. Hier ist zunächst der Estronex-Test als wichtiger Hinweis auf die Abbauwege der weiblichen Hormone in der Leber zu berücksichtigen. Es kann sich z.B. zeigen, dass die Methylierung unzureichend ist und unterstützt werden muss (z.B. mit SAM-e).

Außerdem bestehen bei beiden Krebsarten herausragende Möglichkeiten für die Behandlung mit naturidentischen Hormonen (Östriol, Progesteron, Testosteron).

Jeder Behandlungsplan kann nur ganz individuell erstellt werden. Dann wird ein Optimum erreicht. Aber niemals sollte dabei vergessen werden: Alles ist Bewusstsein!

Wie in Tab. 1 gezeigt, könnte in groben Umrissen ein Wochenplan für Praxis oder Klinik aussehen, der entsprechend modifiziert wird. Je mehr Informations-Therapie, umso weniger Medikamente sind erforderlich.

Zielort	Methode	Mo	Di	Mi	Do	Fr
TU-Region	LYMPHO*DYN*	X	X	X	X	X
TU-Region	ZMR/Vortex alternativ MORA, BICOM Vegaselect		X			X
ZNS-Umpolg.	NEC 708	X	X	X	X	X
TU-Region > Gehirn	Equalizer EQ 103 **Feedback** MRT 503	X	X	X	X	X
Matrix- Entgiftung	MRT 503 1x/Woche					X
Matrix Toxin- ausleitung	Equalizer EQ 103 ZMR/Vortex MRT 503 alternativ MORA, BICOM Vegaselect	X	X	X	X	X
TU-Region ZNS Matrix	Procain-Infusion	X			X	
	HOT, Ozon-Ther.		X			X
	Cholesterin-Infusion			X		
	Hyperthermie	X			X	
	Laser-Therapie i.v.					

Tabelle 1: Therapievariante für die anfängliche Intensivbehandlung

Unsere Überzeugungen und Absichten sind genauso Teil der Therapie wie die Ängste und Sorgen der Patienten. Nur gemeinsam kann etwas erfolgreich zu Ende geführt werden. Dazu ist ständiger empathischer Austausch erforderlich. Denn Heilung geschieht in Liebe. Manchmal ist das Gefühl (wieder) geliebt zu werden, der alleinige Schlüssel.

Die Zusammenstellung der Medikamente erfolgt individuell, möglichst mit Resonanz-Test. Obligat sind die Präparate für die Nervenregeneration und in diesem Zusammenhang auch für die Schilddrüse (Selen, Zink, Jod, evtl. Progesteron).

Wärmeanwendungen können die Patienten zu Hause selbst vornehmen, z.B. Rotlicht und in Form von viel Grüntee.

6.4.5. Philosophischer Aspekt

Jeder Mensch ist auch ein Philosoph, obwohl das nur Wenige bewusst in ihr Leben integriert haben. Philosophie – die Liebe zur Weisheit – ist das Dach, unter dem wir leben. Sie ermöglicht uns Weitsicht.

Ich möchte dem Leser am Schluss etwas mitgeben, das die Tür in eine völlig neue Dimension des Denkens eröffnen kann. Es geht um Pilze. Ihr Ursprung geht auf mehr als 2 Milliarden Jahre zurück. Sie sind damit nicht nur die ältesten Lebewesen, sondern auch die, mit der größten Erfahrung an Überlebenstechniken. Aber nicht nur das. Sie hatten genügend Zeit, um sich über die gesamte (!) Erde auszubreiten. Es gibt kaum einen Fleck, an dem sie nicht existieren. Sie haben ein komplettes unterirdisches Netzwerk geschaffen, mit dem sie weltweit kommunizieren. Sie treten als **Hüter** und **Wächter** auf, denn sie sind es, die alle Voraussetzungen und damit die Lebensgrundlage geschaffen haben, um eine Höherentwicklung zu ermöglichen. Sie sind die Herrscher über die Welt. Keine der neuen Lebensformen konnte sich ohne sie und ihre Mithilfe entwickeln.

Das Pilznetzwerk dient u.a. dazu, die Wurzeln der Bäume und Pflanzen untereinander zu verbinden, mit denen sie in Symbiose leben. Damit sind sie auch Hüter und Wächter über die Botanik. Sie liefern Nährstoffe und ermöglichen damit überhaupt erst die Flora, vor allem in wenig fruchtbaren Regionen. Ohne Pilze sähe unser Obst-

und Gemüseangebot deutlich magerer aus. Vielleicht wäre es gar nicht vorhanden? Aber Pilze bereichern auch den gedeckten Tisch mit edlen Milchprodukten, die es sonst gar nicht gäbe. Weder manche Backware, noch Bier oder Wein könnten wir genießen.

Das ist aber nur die Grundlage für eine ganz andere Überlegung: Die elektromagnetischen Felder der Pilze erzeugen Interferenzen mit der Umgebung. Ihre Information prägen sie sämtlichen essbaren Naturprodukten auf – aber auch uns! Sobald wir das Haus verlassen, betreten wir Pilzterrain. Diese Felder hüllen uns ein wie aufsteigender Nebel auf einer feuchten Wiese.

Pilze haben eine stabile Grundschwingung wie der Grundton in der Musik. Könnte es deshalb sein, dass unsere biologische Heimat die Pilze sind und wir in ständiger Wechselwirkung mit ihnen stehen?

Wäre es denkbar, dass Krankheiten auf einer Kommunikationsstörung mit ihnen basieren und Pilzbefall, mit allen toxischen Folgen, nicht nur ein Zeichen für den Verlust der Vitalität und einen schleichenden Tod ist? Denn Pilze folgen ihrer Zuordnung im blauen Quadranten (Wasser-Element). Sie sind konstant-rezeptiv, passen sich den äußeren Gegebenheiten an und sind damit integrativ.

Sie sorgen dafür, dass wir essen und leben können. Sie sind aber gleichzeitig Profiteure des Todes, wobei sie meist nicht so lange warten, bis er vollendet ist. Das lässt sich an befallenen alten Bäumen gut beobachten.

Pilze spannen die Polarität zwischen Vitalität und Tod auf. Das ist einzigartig. Sogenannte Vitalpilze können Heilung unterstützen, andere den Tod bringen. Trotzdem ist es die gleiche Gattung der Eukaryoten.

Warum sollten wir nicht versuchen, die Intelligenz der Pilze besser zu verstehen? Warum ist Bierhefe heilsam, Candida aber nicht, obwohl es auch ein Hefepilz ist?

Tatsächlich müssen wir Pilz-Gene in uns tragen. Schwingt unser Organismus harmonisch, sind Pilze hilfreich und können uns unterstützen. Sie spiegeln die Einfachheit wider. Wer sich nicht daran hält, verlässt diese stabile Grundschwingung und wird anfällig für Krankheiten. Das *nicht* gelebte Wasser-Element – eigene Zufriedenheit, Urvertrauen, Beziehungen pflegen, aber auch Mutterliebe – bringt uns aus der Balance. Dann wird aus Integration Separation mit allen negativen Folgen.

Jeder Krankheitsherd ist eine Abspaltung, ein nicht gelebter Aspekt, ein Verlust der Vitalität. Das kann schädliche Pilze auf den Plan rufen. Diese wechseln in das (saure) Erde-Element (Grün - vergl. Abb.1) und belasten uns.

Das Pendant zu den Pilzen mit ihrem weitläufigen Flechtwerk ist unser Nervensystem, das ebenfalls zum Wasser-Element gehört und dessen Grundschwingung dem individuellen Grundton entspricht. Es ist der „Meister" des Erde-Elements, dem Ort für schädigende Pilze.

Pilze mussten sich als erste Bewohner an die Grundschwingung der Erde adaptieren, die dem Ton G entspricht und bei 385 Hz liegt. Nicht überraschend ist dabei, dass es sich um die Resonanzfrequenz unserer DNS handelt. Die Harmonie mit Pilzen wieder herzustellen, ginge deshalb recht einfach durch den Zweiklang von Ton G mit dem individuellen Grundton. Dazu eignet sich in idealer Weise eine Klangliege (für den Grundton) und ein Sound-Applikator für die lokale Behandlung mit dem Ton G.

Dem indischen Atomphysiker und Musiktherapeuten Prof. Vemu Mukunda ist es gelungen, bei Krebspatienten Heilung durch Singen im Grundton zu initiieren. Das unterstreicht diesen gedanklichen Ansatz.

Pilze haben offenbar den falschen Stellenwert in unserer Gesellschaft. Naturverbunden zu leben, heißt nämlich auch, die Pilze als unsere Vorfahren anzuerkennen und ihnen die notwendige Aufmerksamkeit zu schenken. Sie haben nicht nur unser Dasein vorbereitet, sondern ermöglichen auch unseren Fortbestand. Ohne sie gäbe es uns nicht.

Pilzen den Kampf anzusagen, ist der falsche Weg. Vielleicht erfüllen sie gerade wichtige Aufgaben in uns? Rufen wir schädliche Pilze gar mit unseren negativen Emotionen auf den Plan? Das Erde-Element symbolisiert unsere Authentizität. Wodurch ging diese verloren?

Wann und unter welchen Umständen hat ein Patient *seinen* Weg verlassen, ist Täuschungen oder Manipulationen aufgesessen und verlor dadurch seine Selbstbestimmung?

7. Epilog

Krebs ist heilbar! Das kann nicht oft genug betont werden. Allerdings ist hier ein anderer Therapieansatz erforderlich, im Gegensatz zu chronischen Erkrankungen. Krebs kann als die Folge sämtlicher Belastungen – psychisch und materiell – im Laufe des Lebens verstanden werden, die sich als Milieuvergiftung manifestiert haben und den Boden für Parasiten bereiten. Demnach müsste jeder Mensch irgendwann Krebs bekommen. Das Zünglein an der Waage ist jedoch der Kontrollverlust durch das Gehirn, meist als Folge toxischer Nervenschädigungen. Dafür sind bestimmte Viren verantwortlich, meist aus der Herpes-Gruppe. Dem wiederum kann ein Impfschaden vorausgehen. Alles zusammen schafft die Voraussetzungen, dass überhaupt Krebs entstehen kann.

Aber es gibt auch einen anderen, wesentlichen Grund: Störfelder können wir besser charakterisieren als abgekapselte Bereiche früherer, schwerwiegender Verletzungen, die nicht aufgearbeitet wurden. Das erfolgt zum Schutz des Gesamtsystems. Es führt jedoch zu einem höheren Energieverbrauch von *Essenz-Elektronen*. In diesen quasi stillgelegten Arealen kommt es ebenfalls zur Neurodegeneration. Was nicht gebraucht wird, bildet sich zurück.

Nervendegeneration und damit Verlust der Kontrolle durch das Gehirn ist ein zentraler Punkt bei der Krebsentstehung und gleichzeitig ein erhebliches Heilungshindernis.

Krebs wäre vermeidbar, wenn ständig dafür gesorgt würde, dass die Entgiftungsfunktionen von Lymphe, Leber, Galle und Darm voll funktionsfähig bleiben und keine Überfrachtung durch falsche Ernährung, vor allem Kohlenhydrate, trans-Fette oder minderwertiges tierisches Eiweiß (Schwein!) eintritt.

Der Kontrollverlust des Gehirns stellt allerdings ein noch größeres Problem dar. Er entscheidet über Beginn, Verlauf und damit die Prognose.

Wer sich als interessierter Mensch neu mit der Krebserkrankung beschäftigt, wird beim Lesen der vielen Auslöser vielleicht ein mulmiges Gefühl bekommen. Das ist aber nicht die Absicht dieses Buches. Vielmehr habe ich gangbare Wege aufgezeigt, die Grund für Optimismus sind. Das ist die Botschaft!

Natürlich sollten die Hinweise ernst genommen werden, aber es besteht eben kein Grund zur Panik, ganz im Gegenteil. Krebs ist nicht nur eine physische Erkrankung. Sämtliche Strukturen mit ihren Funktionen sind **Konstrukte des Bewusstseins**. Das wird leider selten berücksichtigt. Geist schafft Materie (Involution). Alles SEIN ist eine Gedanken-Quantenfeld-Struktur, ausgelöst durch Emotionen und kann / muss auch auf dieser Ebene korrigiert werden. Wir schaffen unsere eigene Realität durch unsere Ziele und Absichten – auch Krankheiten!

Die Quantenforschung eröffnet uns völlig neue Sichtweisen. Es gibt sehr gut dokumentierte Verläufe von Krebserkrankungen, die auf uns wie Wunder wirken, aber mit der Quantenmechanik erklärt werden können – Spontanheilungen von Patienten im Endstadium, völliges Verschwinden von großen Tumoren über Nacht oder völlig unerwartete Wendungen im Krankheitsverlauf.
Dazu muss die Krankheit transzendiert, d.h. auf die geistige Ebene gehoben werden. Quantenforscher nennen das Bottom-up.

Im Geist – gleichzusetzen mit Quantenraum – kann das auslösende Ereignis (Schock, Konflikt etc.) mit einem erweiterten Bewusstsein in Liebe (!) transformiert und mit neuer Bedeutung wieder in die Realität gebracht werden (Top-down).

Durch einen sogenannten Spin-Flip kann sich Materie wieder auflösen. Aus Wachstum wird Rückbildung. Das muss nicht zufällig entschieden werden. Wir können es mit unserem Bewusstsein steuern. Deshalb ist die persönliche Neuausrichtung so entscheidend. Wenn wir unser Gedanken-Karussell komplett von einem Problem lösen – es muss nicht immer eine Krankheit sein – und uns von neuen Aufgaben faszinieren lassen, kann so ein Umschalten völlig losgelöst und ohne Zwang erfolgen.

Lebensweisheiten

Die 4 Säulen der Freude – und Unangreifbarkeit

➤ Geisteshaltung:

Blickwinkel *Bescheidenheit* *Akzeptanz* *Humor*

„Unsere einzige Freiheit besteht darin die innere Einstellung in jeder Situation selbst wählen zu können." Victor Frankl, KZ-Überlebender

engl.: humility
humus – (fruchtbare) Erde
human – (kreativer) Mensch

Denk an etwas Schlechtes, das sich in der Vergangenheit ereignet hat. Danach denk an all das Gute, was daraus entstanden ist.

Lachen ist die direkteste Verbindung zwischen zwei Menschen.

➤ Eigenschaften des Herzens:

Vergebung *Dankbarkeit* *Mitgefühl* *Großzügigkeit*

…ist ein Zeichen von Stärke. Nur wer auch vergibt, handelt ganzheitlich causal und berücksichtigt den Auslöser.

…ist der Schlüssel für Zufriedenheit und Glück. Das schließt negative Emotionen völlig aus.

…wird durch die Mutterliebe implantiert. Wer sich in das Leid Anderer einfühlen kann, heilt sich selbst.

…resultiert aus dem Verständnis, dass der Einzelne nur durch Andere zum Mensch werden kann und selbstloses Geben alle bereichert.

© Dr. Bodo Köhler

Abb.12: Wer es schafft, alle 8 Aspekte bei sich voll zu entwickeln, wird ein glückliches, erfülltes Leben führen können (nach dem „Buch der Freude" von Dalai Lama, Desmond Tutu, Douglas Carlton Abrams)

Heilung geschieht dann allerdings nicht, weil wir es so wollen, sondern durch Resonanz mit unserer neuen Bewusstseinsstruktur – der LIEBE. Im unendlichen Quantenraum (Geist) liegt ein unbegrenztes Potential an Möglichkeiten bereit, das nur darauf wartet, von uns abgerufen zu werden. Dann ist alles möglich. Die Begrenzung erfolgt allein durch unser Vorstellungsvermögen.

Grenzen werden aber auch dadurch gesetzt, dass sich viele Patienten bereits aus dem Leben ausgeklinkt haben. Deshalb ist ein kompletter Neustart nötig.

Abbildungsverzeichnis

Literatur

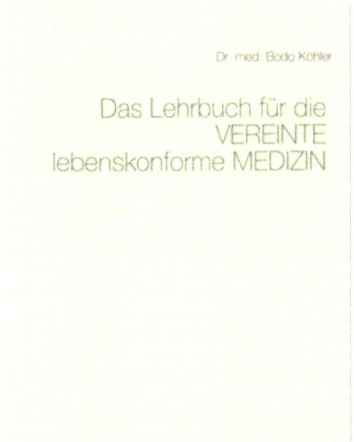

Das Lehrbuch der VEREINTEN lebenskonformen MEDIZIN setzt neue Akzente in Diagnose und Therapie chronisch Kranker. Es hat die Forschungsergebnisse bedeutender Wissenschaftler in die Praxis umgesetzt und weist damit den Weg für eine längst überfällige Vereinigung von Schulmedizin und Naturheilkunde. Dieser Schritt führt in eine andere Dimension der Medizin, durch die Integration synergistischer Methoden.

Daraus ergibt sich eine neue Qualität, womit der längst überfällige Paradigmawechsel eingeleitet werden kann. Dazu hat ganz wesentlich die Quantenphysik beigetragen und neue Sichtweisen eröffnet.

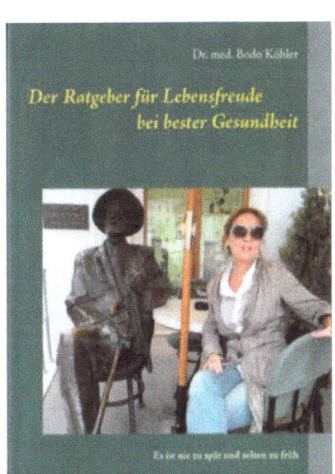

Der Ratgeber beschäftigt sich mit wichtigen Alltagsfragen, angefangen bei der Ernährung, über Lifestyle, philosophische Themen des Lebens und medizinische Probleme, insbesondere wenn sie durch die verbreiteten Irrtümer der Medizin entstanden sind. Es ist das Anliegen des Autors, diese offen anzusprechen und aufzuklären, z.B. über Zivilisationsleiden wie Arteriosklerose, Osteoporose u.a.

Dieses Buch gibt umfangreiche Erfahrungen wieder, die in über 45-jähriger beruflicher Tätigkeit als Internist und Arzt für Naturheilverfahren gesammelt wurden. Dabei steht oft eine konträre Sichtweise

143

zur vorherrschenden Meinung im Raum, die aber wissenschaftlich begründet werden kann.

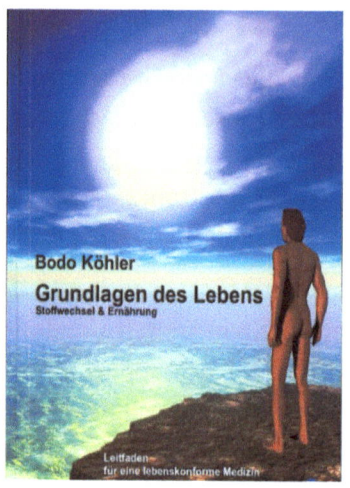

Grundlagen des Lebens – Stoffwechsel &Ernährung; Leitfaden für eine lebenskonforme Medizin **3. Auflage 2018**
Um Leben zu erhalten und Lebensprozesse zu unterstützen, macht die Natur gewaltige Anstrengungen. Wenn im Organismus trotzdem etwas schiefgelaufen ist und Krankheit auftritt, dann handelt es sich nie um eine Kleinigkeit, sondern um grundlegende Störungen. Das deutet auf komplizierte Zusammenhänge hin, was durchaus richtig ist.

Sie sind zum größten Teil auch noch unerforscht. Trotz alledem herrschen immer ganz einfache Prinzipien, die es zu erkennen gilt. In diesem Buch werden solche Prinzipien aufgezeigt, von denen sich dann oftmals verblüffend einfache Richtlinien für die Ernährung und medizinische Behandlung ableiten. Entscheidend ist allerdings, dass keine unterdrückenden und zerstörenden Maßnahmen, sondern unterstützende, integrierende Methoden zur Anwendung kommen. Der Autor geht dabei weit über die allgemeine Naturheilkunde hinaus und erweitert den Horizont durch fundierte wissenschaftliche Forschungsergebnisse, die zu völlig neuen Erkenntnissen hinleiten und eine anders geartete, offene Sichtweise des Menschen ermöglichen.

Biophysikalische Informations-Therapie – Einführung in die Quantenmedizin; Lehrbuch f. die Arzt- u. Naturheilpraxis **8. Auflage 2019**
Dieses Grundlagenwerk beschreibt die physikalischen Zusammenhänge, die hinter den Phänomenen unserer Realität stecken. Die Bio-

physikalische Informations-Therapie BIT ist in der Lage, selbst bei fortgeschrittenen chronischen Krankheiten noch Heilungsprozesse in Gang zu setzen.

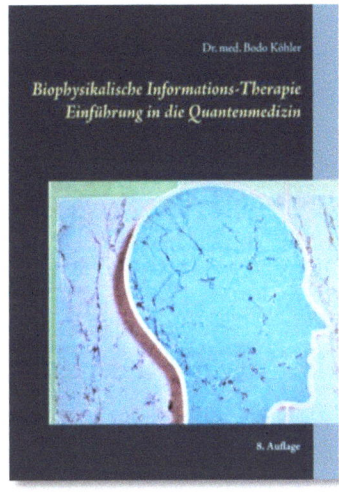

Bei einigen Indikationen, zum Beispiel Allergien, Intoxikationen u.a., ist sie unübertroffen.

Das Lehrbuch behandelt ausführlich und verständlich die physikalischen und biomedizinischen Grundlagen der Biophysikalischen Informations – Therapie mit internen und externen Signalen sowie das „Gewusst wie", um diese immer mehr Anhänger findende Therapieform erfolgreich und zum Nutzen des Patienten einsetzen zu können.

Die oben genannten Bücher können direkt beim Verlag im Internet unter www.bod.de/buchshop oder in jedem Buchhandel bestellt werden.

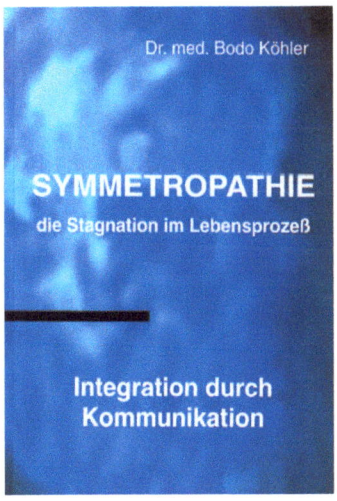

SYMMETROPATHIE die Stagnation im Lebensprozess; Integration durch Kommunikation

Hinter den Phänomenen des Alltags steht Sinn und Bedeutung. Auch Krankheiten entstehen nicht zufällig. Sie beruhen wie alles Leid auf dieser Erde im mangelnden Ausgleich von Geben und Zurückgeben, und zwar auf allen Ebenen des Seins. Dadurch entsteht Mangel einerseits und Anhäufung andererseits, wodurch das dy-

145

namische Gleichgewicht gestört wird. Dahinter stecken oft falsche Bewertungen und dadurch erzeugte negative Emotionen mit hohem Konfliktpotential. Das Buch gibt Anleitungen, wie Konflikte transformiert und bereinigt werden können.

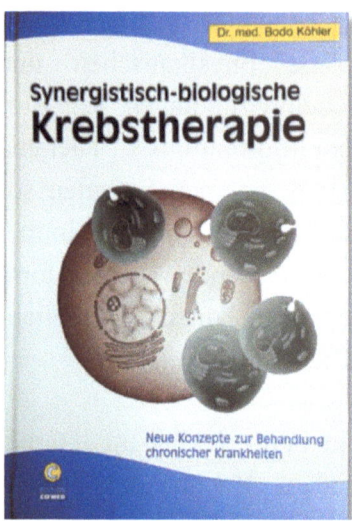

Auf diesen Klassiker wurde bereits am Anfang hingewiesen. Darin werden bewährte Methoden unter dem Aspekt des Synergismus besprochen und vorgestellt. Jede monokausale Therapie kann Teilaspekte behandeln, niemals jedoch das große Ganze – den Menschen.

Die vorgestellten Lösungsansätze sind nicht auf eine Methode beschränkt, sondern umfassen eine sinnvolle Auswahl aus verschiedenen Sparten der Naturheilkunde.

Sie binden den Patienten aktiv ein in den Heilvorgang, was auf eine Veränderung seiner Persönlichkeitsstruktur als Therapieziel hinausläuft. Diese auf Krebs bezogenen Ansätze gelten gleichermaßen oder in abgeschwächter Form auch für alle anderen chronischen Erkrankungen. In diesem Buch wird das **UNIT-Konzept** ausführlich erläutert und begründet.

Die beiden letztgenannten Bücher können Sie über den SDG-Vertrieb beziehen www.sdg.vertrieb.de.

Weitere Literaturquellen:

Abderhalden: Die Abderhaldensche Reaktion, Springer 1922

Bösser, F.: Die Lösung der Krebsfrage, Hoffmann-Verlag Barnstedt, 3. Auflage 1985

Brandmeyer,
Köhler, B.: Licht schenkt Leben, Verlag fit fürs Leben

Bruker. M. O.,
Galtier: Cholesterin, der lebensnotwendige Stoff

Budwig, J.: Das Fettsyndrom, Hyperion-Verlag Freiburg 1965

Die elementare Funktion der Atmung... Hyperion-V.

Öl-Eiweiß-Kost

Der Tod des Tumors Band II

Mensch-Sein, Atmung, Immunabwehr im Würgegriff

Chan, June
M. et al.: Langzeitstudie an 21.000 Teilnehmern mit dem Ergebnis, dass unter 600 mg Calcium-Zufuhr das Prostata-Krebsrisiko um 32% steigt. American Journal of Clinical Nutrition 2001; 4: S.549-554

Charon, J. E.: Der Geist der Materie, Ullstein-Verlag

Tod, wo ist Dein Stachel? Sudden Inspiration-Verl. 81

Clark, R. H.: Heilung ist möglich: Eine revolutionäre Technik zur Behandlung chronischer Erkrankungen, C.-Verlag Bern

Cramer F.: Chaos und Ordnung. Die komplexe Struktur des Lebendigen. Deutsche Verlags-Anstalt GmbH Stuttgart (89)

D'Adamo, P.: Die 4 Blutgruppen – 4 Strategien für ein gesundes Leben, kindle edition

Dalai Lama,
Desmond Tutu,
Abrams,D.C.: Das Buch der Freude, Lotus-Verlag

Davidov,A.S.: Biology and Quantum Mechanics, Pergamon Press, Oxford 1982

Diefenbach,E.:Säuren-Basen-Haushalt, Verdauung & physiolog. Flora

Dorandt, I. E.: Leben im Nebel

Dröscher, W.

Heim. B.:   Strukturen der physikalischen Welt und ihrer nicht-
                 materiellen Seite, Resch-Verlag 1996

Dürr, H.-P.:   Es gibt keine Materie! Rotana-Verlag 2012

Eberhard, L.:   Heilkräfte der Farben, Drei-Eichen-Verl., München 54

Egli, R.:   Das LOLA-Prinzip, Editions d'Olt, CH-Oetwil
                 Illusion oder Realität? Editions d'Olt, Ch-Oetwil 2000

Endler, P.:   Wasser und Information, Allg. Homöopath. Zeitung 24.

Evertz, U.,

König, H. L.:   Pulsierende magnetische Felder in ihrer Bedeutung für
                 die Medizin, Hippokrates 48, 16-37, 1977

Evertz, U.,

Ludwig, W.:   Magnetfeldbehandlung,Grenzgebiete der Wissenschaft,
                 26, 106-119, 1977

Frankl, V. E.:   Der Mensch vor der Frage nach dem Sinn, 1979

Fröhlich, H.:   Biological coherence and respons to external stimuli,
                 Springer-Verlag 1988.
                 Wechselwirkungen nichtlinearer Wellen-Mechanismen
                 zwischen erregbarem Gewebe und elektromagnetischen
                 Feldern, Neurol. Res. 1982, 4 (1-2), p 115-153, ISSN

Gimpel, T.:   Therapie durch Farbe, Brook House, Tetbury, England

Giudice,E.del: Coherence in condensed and living matter, Frontier
                 Perspectives, Vol. 3, No. 2, 16-20, 1993. (Dies betrifft
                 u.a. die Möglichkeiten d. Abspeicherg. v. EM-Signalen)

Guidice E.

del, Elia V.:   Role of water in living organisms. Neural Network

Görnitz, Th.:   Quanten sind anders, Spektrum 2011
                 Der kreative Kosmos, Springer Spectrum 2013
                 Von den Quanten zum Bewusstsein, 2016

Grossarth-   Autonomietraining; „Krankheit als Biographie", KiWi
Maticek, R.:   Synergistische Präventivmedizin, Springer 2008
Hager, E. D.: Komplementäre Onkologie, Forum Medzin-Verlags-
               gesellschaft 1997
Hartenbach: Die Cholesterin-Lüge, Weltbild-Verlag
Heim, B.:   Der Elementarprozess des Lebens, Resch Innsbruck 94
               Elementarstrukturen d. Materie. Resch Innsbruck 1985
               Der kosmische Erlebnisraum d. Menschen, Resch 1995
               Postmortale Zustände? Die televariante Area integraler
               Weltstrukturen, Resch-Verlag 1994
               Einheitliche Beschreibung der Materiellen Welt, 1994
Hildebrandt: Zirkadiane Rhythmen als Grundlage einer therapeuti-
               schen Zeitordnung, ÄZN 8/87, 27.Jahrgang
Hauf, R.:   Einfluss elektromagnetischer Felder auf den Menschen,
               etz-b, 28, 181-183, 1976
Heber, G..   Einführung in die Theorie des Magnetismus, Wiss.
               Buchgesellschaft Darmstadt 1983
Heine, H.:   Reduktion von Radikalen in der Grundsubstanz durch
               Polysaccharid-Kieselsäure-Wasserkomplexe"
               Ärztezeitschrift für NHV 12/03, 897-902
               Lehrbuch der Biologischen Medizin" Hippokrates
               Verlag 1991
Heine, H.:   Übergeordnete Regulationsprinzipien d. extrazellulären
               Grundsubstanz (Matrix) für Prophylaxe und Regene-
               ration", Schweiz. Zeitschrift f. Ganzheitsmedizin 2/89,
               Befindensstörungen – chron. Krankheit – Altern
               CO.med-Edition 2009
Heiß,G.Hrsg.: Krebs…was nun, Perspektiven des 21. Jahrhundert,
               Darmstadt, Merz 2001

Hoffmann,M.
Wolf, G.,
Staller, B.: Redoxpotentiale in Lebensmitteln und deren Gesund-
             heitsrelevanz für d. Umweltmedizin in Nr.33 Ausg.2/00
Hoffmann,M.: Lebensmittelqualität – Lebensqualität, eine ganzheit-
             liche Betrachtung, Ganzheitsmedizin 1 (1987) 12
             Dreidimensionaler Qualitätstest im Feldgemüsebau, in
             Heilmann,H., Zimmer,U. (Hersg.): Alternative
             Konzepte Nr.72 Karlsruhe 1990
             Lebensmittelqualität & Gesundheit, baeren & fuss
             Lebensmittel & Ernährung aus elektrochemischer Sicht,
             CO.med 05/05
Karstädt, U.: Die Säure des Lebens, TAS-Verlag London
Karsten, H.: Duft-Farb-Ton-Therapie bei psychosom. Erkrankungen
Kiene, H.: Komplementärmedizin-Schulmedizin. Wissenschafts-
            streit am Ende des 20. Jahrhunderts“, 2.Aufl.1996
Köhler, B.: Siehe Seite 143-146
König, M.: Das Urwort, Die Physik Gottes, Scorpio-Verlag 2010
Kremer, H.: Krebs- und AIDS-Medizin, ZDN 2001
Krüger, W.: Das Nadelöhr der Farben und Töne“, Atom-Harmonik
             Verlag
Lamy, J. in: Organismus und Ton, Schick, E.
Langreder,W: Von der biologischen zur biophysikalischen Medizin,
              Haug-Verlag 1985
Laszlo, E.: Kohärenz in Kosmos und Bewusstsein, Via Nova 2003
Lipton, B.: Intelligente Zellen, 3.Auflage, KOHA-Verlag 2007
Ludwig, W.: Schwingungstherapie. Naturheilpraxis 32, 1026-1030
             Neue elektromagnetische Diagnose- und Therapiever-
             fahren. Bull. ASE/UCS 80, 928-932 (1979)
             SIT-System-Informations-Therapie, Spitta-Verlag 1994
             Informative Medizin, VGM-Verlag 1998

Ludwig, W.: Die erweiterte einheitliche Quantenfeldtheorie von
Burkhard Heim, Resch-Verlag1998

Lüscher, M.: Die Regulationspsychologie der Farben, Lehr-CD
Das Harmoniegesetz in uns, Ullstein-Verlag Berlin
Der 4 Farben-Mensch, Ullstein-Verlag Berlin 2009

Lutz, W.: Leben ohne Brot, 16. Auflage, Informed GmbH, 2007

Meyl, K.: Elektromagnetische Umweltverträglichkeit, Band 1+2,
Indel-Verlag VS 1996
Potentialwirbel Band I und II, Indel-Verlag VS 1990

Mercola, J.: EMF, Elektromagnetische Felder, Kopp-Verlag 2020

Muheim,J.T.: Zur universalen Rolle der Elementarteilchen". Rapport
de la Réunion de printemps de la Société Suisse des
Physique 56, 925-928 (1983)

Müller, G.: viva vortex, Alles lebt, BOD 2016

Mutter, J.: Gesund statt chronisch krank, fit fürs Leben Verlag
Lass Dich nicht vergiften, Gräfe & Unser-Verlag

Ohlenschl.C.: Die Wechselwirkungen zwischen Licht und Biomole
külen, EHK 5/91, Band 40

Pauli, W.: Die allgem. Prinzipien der Wellenmechanik, Springer

Penrose, R: Schatten des Geistes, Weg zu einer neuen Physik des
Bewusstseins, Spektrum Akademischer Verlag (1995)

Peseschkian: Positive Psychotherapie; Glaube an Gott und binde
dein Kamel fest, Herder

Pischinger,A: Das System der Grundregulation, Haug-Verlag 1989

Plichta, P.: Das Primzahlkreuz, Bände 1-5 Quadropol-Verlag 2000

Pokorný J.: Fröhlichs coherent vibrations in healthy and cancer
cells. Neural Network World Vol.19, Nr 4, 369-378, 09

Pollack,G.H.: Die 4. Phase von Wasser, VAK-Verlag

Popp, F. A.: Biophotonen. Verlag f. Medizin, Verlag Dr. E. Fischer,
Electromagnetic Bio-Information. Urban&Schwarzen-
berg-Verlag 1989

Popp, F. A.,

Strauss,V.E.: Molekulare und biophysikalische Aspekte der Malignität. Praxis-Verlag, Leer 1984

Presman,A.S.: Electromagnetic Fields and Life, Plenum Press 1970

Priebe, L.: Vegetativum, Rhythmus, Chaos. ÄZN 6/1989, 30. Jg.
Medizin und deterministisches Chaos, EHK 1/90

Risi, A.: Ihr seid Lichtwesen, Gorinda-Verlag
Der radikale Mittelweg, Kopp-Verlag 2009

Rosenberg: Konflikte lösen durch gewaltfreie Kommunikation,
15. Auflage, Herder 2012

Rubbia, C.: Nobelpreis 1984 für den experimentellen Nachweis der
der Materie übergeordneten Wechselwirkungsquanten,
welche die Struktur der Materie steuern.

Russel, W.: Geheimnis des Lichts, Genius-Verlag 2002
Radioaktivität, das Todesprinzip der Natur, Genius
Die göttliche Illiade,

Schick, E.: Organismus und Ton, Hirschberger 1987

Schmidt/Peters Mikrobiologische Therapie, AMT 2004

Schole/Lutz: Regulationskrankheiten, 2. Auflage BoD-Verlag 2001

Schrödinger: Was ist Leben?

Schumann,W: Über die strahlungslosen Eigenschwingungen einer
leitenden Kugel, die von einer Luftschicht und einer
Ionosphärenhülle umgeben ist. Zeitschrift für Natur-
forschung 7a, 149-154, 1954

Selby, J.: Natürlich atmen, Ganzheitliche Gesundheit durch Atem-
Integration, Sphinx-Verlag Basel 1984

Selye, H.: Einführung in die Lehre v. Adaptsystemen, G. Thieme,
Stuttgart 1953

Sheldrake,R.: Das schöpferische Universum, Meyster-Verlag, 1983
The Presence of the Past, Times book
Das Gedächtnis der Natur, Scherz 1990

Smith,C.W.: Electromagnetic Phenomena in Living Biomedical Systems, Proc.6, Anual Conf. IEEE 1984

Spalinger, K.: tod:glücklich, Leben ohne begrenztes Denken, Hagal-Verlag 1997

Temelie, B.: Ernährung nach den 5 Elementen, Joy-Verlag Sulzberg

Trincher, K.: Natur und Geist, Herder, Wien 1981
Die Gesetze der biologischen Thermodynamik, Urban & Schwarzenberg, Wien 1981
Wasser. Grundstruktur des Lebens und Denkens Herder Wien (1990)

Voeikov, V: Fundamental role of water in bioenergetics. In: Belousov L, Voeikov V, Martynyuk V: Biophotonics and coherent systems in biology. Springer Verlag (07)

Warnke, U.: Der Mensch und die dritte Kraft, Popular Academic Verlag, Saarbrücken 1994

Wever, R.: ELF-effects on human circadian rhythm, In: Persinger,
M.A.: ELF and VLF electromagnetic field effects,
Plenum Press, 1980

Wilber, K.: Das holografische Weltbild, Scherz-Verlag

Worm, N.: Menschenstopfleber, systemed-Verlag
Volkskrankheit Fettleber, systemed-Verlag

Zabel, W.: Ernährung und Krebs, Vortrag auf ZÄN-Kongress

Zeiger, B.: Informationsmedizin & Kosmologie, www.bit-org.de

Zöch, W.: Embryonaler Ursprung von Karzinomen, Vortrag Med. Woche Baden-Baden 2015

Bezugs- und Informationsquellen

www.bit-org.de   Internationale Ärztegesellschaft für Biophysikalische Informations-Therapie BIT e.V.

www.solumed.eu   Bezugsquelle für hochwertige Nahrungsergänzungsmittel KlinSiMag, CurSiMag, Glukosa-K2 (alles vegan) und Neptune NKO Krill Oil

www.sdg-vertrieb.de Bezugsquelle für Equalizer EQ 103 und das neue LYMPHO*DYN*®-Gerät sowie manche Bücher

Hinweis: ZMR 703, Vortex 705, NEC 708 und MRT 503 werden nicht mehr produziert und sind nur noch gebraucht im Handel.

www.apodil.de   Nosoden und Organpräparate

Eine Auswahl ganzheitlich-biologischer Kliniken:

Klink St. Georg, 83043 Bad Aibling, Rosenheimer Straße 6
Tel. 08061 3980, Internet www.klinik-st-georg.de

Biomed-Klinik 76887 Bad Bergzabern, Tischbergerstraße 5
Tel. 06343 7050, Internet www.biomedklinik.de

Klinik im Leben 07973 Greiz, Gartenweg 5-6
Tel. 03661 4438210, Internet www.klinik-imleben.de

Notizen

Notizen